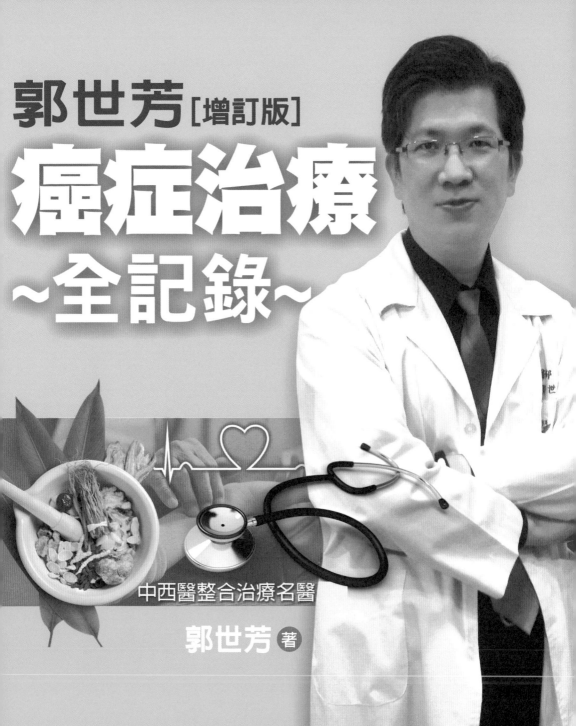

郭世芳［增訂版］

癌症治療
~全記錄~

中西醫整合治療名醫

郭世芳 著

晨星出版

癌症依然還是
一種慢性病

這麼多年來我依然不喜歡稱呼「癌症」這個字眼，避免很多人會談癌色變，通常我稱之為「腫瘤」，雖然這樣稱呼並不太正確，因為腫瘤還分為惡性與良性腫瘤，其實那也只是病理學上和細胞行為的表現不同而已。

對中醫學而言，會發生腫瘤的體質基本上是類似的，在治療及調理腫瘤體質時，患者的態度常常居於一個很重要的位置，有時甚至比醫師的處置更重要，因此如何透過適當的解說讓患者正確明白目前所面臨的診斷，而不致太過於恐慌，是很重要的一件課題。

我由於有中西醫學的整合訓練，讓患者問起問題可以「肆無忌憚」，從西醫的診斷治療到中醫的體質調理、從中醫的腫瘤治療到琳瑯滿目的保健食品、成藥、抗癌青草藥；因為網路時代資訊取得容易，也因網路資料有些未經查證而有些誤區，因此配合雅琦主編和錦雲編輯的邀請，在五年前將這本腫瘤中西醫調理治療的觀念出書，由於腫瘤治療日新月異，所以書也應該配合改版，只是臨床門診業務繁忙，我又生性疏懶，終於現在能夠改版付梓。

當初在西醫內科所學的是一般內科和過敏免疫風濕科，所以在轉執業至中醫部做中醫的腫瘤調理時也會參酌免疫學的觀念，因為惡性腫瘤的生成本來就是一連串免疫監督能力失常的結果，因此如何提升病友的免疫監督能力是很重要的，這與中醫的「脾胃為後天之本」、「久病必瘀」、「邪之所湊，其氣必虛」等觀念是不謀而合的。

而之前所做過的癌症患者證型研究也發現：癌症患者的中醫氣虛症發生比率和正常族群比較是 67％比上 25％，血瘀證型在癌症患者的發生率和正常族群比較更是 81％與 21％，因此在使用中醫藥抗腫瘤的同時，運用中醫理論調理脾胃氣機升降、補氣活血是很重要的。

　　之前在醫院與血液腫瘤科、放射腫瘤科合作成立「腫瘤中醫調理門診」之後獲致了不錯的成果，每當患者在中西合作治療調理下慢慢恢復健康，也重新啟動快樂而養生的人生，就是整個團隊成員莫大的喜悅，也因為一路相伴，更覺得和病友以及病友家屬間的關係比一般醫病關係更特別，就像戰友和同袍的感覺。

　　改版內容在原本治療的總則和各腫瘤別的專章：包括乳癌、肺癌、肝癌、大腸癌、頭頸部瘤、子宮頸癌、胃食道癌、淋巴瘤、白血病等內容作一些更新，再額外加上一個新章節「胰臟癌」，配合診間故事的介紹、西醫和中醫的治療觀念，以及食療和預防教室，希望能對病友們有所幫忙。

　　要感謝的人很多：包括長期鼓勵指導我的師長、診所的工作夥伴、合作科別的醫師同袍、還有長期在門診相會的所有戰友們，謝謝大家的認同與鼓勵；在此更想把此書獻給養育我的父親和在西方極樂的母親，還有我摯愛的家人。

郭世芳

謹識於台南郭世芳中醫診所

2017年6月

Contents

第二篇
抗癌，要加上中醫體質調理才完整

乳癌

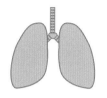

大腸癌

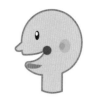

頭頸部腫瘤

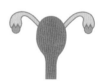

子宮頸癌

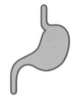

胃癌

淋巴癌

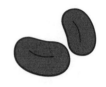

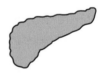

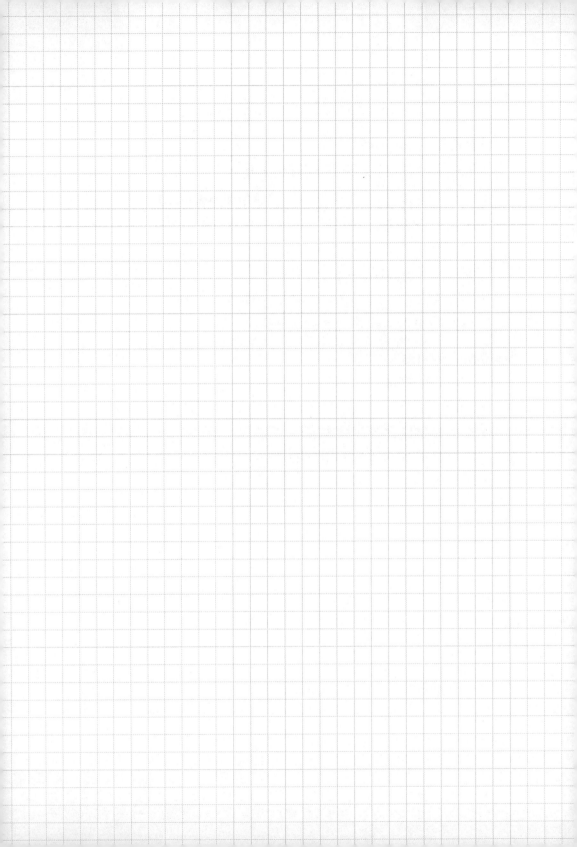

第一篇

面對癌症，
中醫可以幫你什麼忙？

- ☑ 正確認識中醫藥抗癌
- ☑ 腫瘤患者該怎麼吃
- ☑ 如何從飲食上遠離癌症
- ☑ 癌症患者的心理治療
- ☑ 安寧病患的中醫照護
- ☑ 癌症病患究竟要不要吃保健食品？

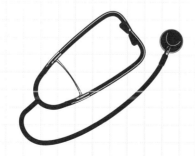

正確認識
中醫藥抗癌

　　很多人遇到醫師初告知腫瘤診斷時，第一個反應常常是震驚而且久久不能自已，雖然這是每個人都幾乎會有的情緒反應，但是我們希望過程不要太久，因為隨之而來的常是手術或者一連串的化療或放療，我們必須趕緊正向面對，好好和醫師溝通可能的治療方向。

　　在支持療法方面，中醫藥對於體質改善的效果已是不爭的事實，在許多方面都能對患者提供非常大而有用的幫助。雖然中藥的抗癌作用有許多成功的案例，但是中醫強調體質的差異、辨證論治，如果你相信中醫藥就不能未經醫師診斷而亂服，一般流傳的偏方絕非適合每一個人，而且其藥理作用都有待進一步的科學驗證，希望能從老祖先的智慧經驗中造福更多的患者。尤其是同時併用西醫化療和偏方時更是危險。

◤ 中西醫結合治療的好處

　　我們可以透過中西醫結合的治療方式，將原本患者化療常出現的不適，以及放療中常出現的口瘡等症狀減到最低，讓患者能順利完成整個療程，發揮放化療的最大療效，才能更有信心迎向下一項治療的

挑戰，中醫的體質調理與調節免疫力，可以提高患者的生活品質、增加存活率與存活時間，而完整的西醫追蹤檢查，讓醫師群與患者更能掌握住病情，做出最好的治療計畫。

● 中醫可以幫你的事

　　癌症治療過程中會有下列幾種副作用，正是中醫藥能發揮減輕與預防的功用。

1. 體重減輕、惡病質

症狀是消化功能障礙、體質消瘦、乏力、貧血及機體功能衰弱。

臨床顯示中藥對增加和穩定體重、改善食慾以及活動能力指數的提高具有相當療效，可改善惡病質狀態以提高生活質量。

2. 化療時骨髓抑制所造成的白血球低下

白血球低下不但增加患者感染的危險，也使得患者的療程中斷，是病人與醫師都不願意見到的問題，而中醫透過常用的四君子湯系列，常可以避免血球降低。

3. 化療時食慾不振、噁心、嘔吐、掉髮

這是患者在療程中常出現的不適症狀，也是會讓患者對下一階段的療程產生畏懼，中醫可透過調理胃氣的方式改善嘔惡納呆；也可用當歸、雞血藤等糾正脫髮，讓患者更有信心接受其他的治療。

4. 放療時口瘡、口腔炎、肺炎、腸胃問題等

　　中醫常用金銀花、生石膏等改善炎症反應；有些中藥富含微量元素，可有效清除自由基，減輕放射性損傷，促進癒合。

5. 放療後局部皮下纖維化、皮膚僵硬、牙關緊閉

造成患者生活上極大的不便，中醫可透過局部針灸處理或併用活血化瘀軟堅中藥加以改善，但是必須及早治療才能取得較佳的效果。

6. 癌性疼痛

腫瘤引起的相關性疼痛常使人困擾，但使用嗎啡、可待因等麻醉性的止痛藥又會影響腸道的蠕動，使便秘的情況加重，中醫在辨證論治的基礎上使用活血化瘀藥物、搜經通絡的蟲類藥物、補益類中藥以及針灸處理，對於止痛也可以達到相當不錯的效果。

腫瘤患者
該怎麼吃？

　　合理而營養的飲食是腫瘤病人康復的保證。也是除了藥物之外的重要調理原則。惡性腫瘤屬於消耗性疾病，患者普遍存在營養不足或營養不良的問題，因此，增進食慾、加強營養，對腫瘤患者的康復顯得十分重要，太多的忌口其實弊多於利，在不違反患者體質及辨證原則下，應該盡量讓食物多樣化，多吃高蛋白、多維生素、低動物脂肪、易消化的食物以及新鮮水果、蔬菜，不吃陳舊變質或刺激性過強的東西，少吃燻、烤、醃泡、油炸、過鹹的食品，主食粗細糧搭配，以保證身體營養平衡，才能達到提高生活品質及身體免疫抗癌能力的最終目的。

　　此外，多吃深綠色及紫色蔬菜，例如十字花科的青花椰菜、高麗菜，可以讓身體偏鹼性，增強抗氧化及抗癌能力。

　　而食物烹調方式以清蒸、煮湯為主，避免炸、烤、醃製等方式，減少食物變質的機會，煎得太焦或反覆燉滷的食物應少吃。

　　另外，還可選用具有抗癌作用的食物，如香菇、山藥、豆漿、大蒜、洋蔥、蘿蔔、百合、薏以仁、銀耳、黑木耳、蘆筍等。但乳癌患者尤其是雌激素受體陽性者建議少吃山藥、豆漿、蜂王乳、月見草膠囊以及其他含大豆異黃酮的保健食品或奶粉。

在藥物的選擇方面，中藥方面少吃當歸、四物湯、高麗人參，如果覺得疲倦，可以沖泡西洋參、黃耆、枸杞、紅棗、黑棗等；保健食品可視狀況適當攝取，但不應同時攝取太多種以避免交互作用，以及影響正餐食慾，若有其他保健食品疑問或想要自行服用偏方應先諮詢中醫師是否適用。

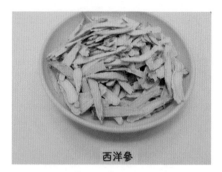

西洋參

西洋參又叫花旗蔘、粉光參，在補氣之餘可兼有輕微清熱作用，適合腫瘤病友補氣

● 五大飲食原則

腫瘤患者的**飲食 5 大原則**，做好下列這 5 大原則，對有效的控制腫瘤治療時的不適，一定大有幫助。

1. 不宜盲目忌口

常有流傳腫瘤患者對雞肉、雞蛋、海鮮都要忌口，其實是不合理的，實際上，雞肉能補元氣，凡身體虛弱、元氣不足的腫瘤病人都可以吃。而海鮮類含有豐富的蛋白質和微量元素，營養價值優於其他肉類，而且不少海產都有軟堅散結的作用。

應儘量保持每天充足而且良好品質的睡眠、適量但持之以恆的運動以及正向的情緒調整。

2. 化療病人的飲食調節

飲食調養的原則是高熱量、高蛋白、高維生素和適量的無機鹽。當患者出現噁心、嘔吐時，可少食多餐、進食時不要喝太多水，留待

兩餐中間再喝水。

3. 放療病人的飲食調節

放療期間會覺得火氣較大，因此飲食宜清淡但需有豐富的營養，少吃辛辣、油炸、燒烤類的食物，頭頸部放療者要特別注意口腔的清潔。

4. 依據個人體質調整飲食

即辨証飲食，根據體質的寒熱屬性選擇食品，如患者屬寒性體質為主，則應少吃寒性食物，如白菜、莧菜、竹筍、黃瓜、苦瓜、梨、西瓜、硬柿子、橘子等；如患者屬於陰虛內熱的體質，則應少吃羊肉、辣椒、烤物、榴連、芒果等熱性食品；如患者脾胃能力差者，則應忌食粘、冷、滑、膩之食品，如銀耳、冰水、糯米類等。

5. 依腫瘤病種調節飲食

依腫瘤病種調節飲食是腫瘤患者飲食的重要原則之一。

像是胃癌患者忌食燻炙食品、刺激性調味料等；食道癌患者忌食過熱飲料、酒等；肝癌患者應忌食硬、油炸、刺激性食品和酒；乳癌患者，少吃刺激性食物，忌過油膩食物及酒；腸癌患者忌酒、加工食物，油膩食物；肺癌患者忌菸酒、刺激性食物；腎癌患者少吃羊肉、鹹食、酒及辛辣食品；前列腺癌忌食含雄激素的食物，如海馬、鹿茸、韭菜及韭花；膽囊癌則忌食高脂肪、酒及油炸食品，並且避免暴飲暴食。

如何從飲食上
遠離癌症

　　酸性？鹼性？這是很多人飲食養生相當關心的問題，一般而言，「酸性食物」——肉類、卵、糖、酒及海產……等，會使我們的血液變成酸性，而成為癌細胞較易侵入生長的環境。反之，鹼性食物如蔬食、粗食，可使我們的血液變成鹼性，則較具有保護作用。

　　我雖然如此而言，但並非鼓勵一定要吃素喔，如果在本身食慾不振或面臨疾病時，營養方面的吸收是相對不足的。

　　因此較正確的觀念應該是肉類、海產等可以吃，但更要注意多攝食深綠色蔬菜，來保持血液的酸鹼性平衡。

　　以下介紹一些防癌蔬菜供大家參考：

● 防癌蔬菜

　　高麗菜和花椰菜：屬於十字花科甘藍族蔬菜，具有防癌功效。常吃能降低胃腸癌症的發病率。但為保留這類蔬菜的有效成分，這些菜不要煮太熟。

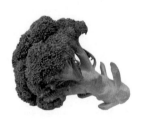

十字花科的青花椰菜是很好的抗癌蔬菜

　　香菇：日本科學家的實驗已證實具防癌

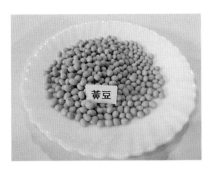
除了乳癌之外，大豆是不錯的抗癌食物，
尤其是對前列腺癌的患者

作用。

蘆筍：蘆筍中含有豐富的組織蛋白、葉酸、核酸、多種氨基酸和微量元素，可增強機體的免疫功能，對胃癌、肝癌、白血病等有一定的預防作用。

大豆和豆製品：研究發現，大豆中的植物雌激素可抑制新生血管的形成與抑制前列腺癌。

綠茶：綠茶可預防肝、肺、皮膚和消化道腫瘤，作用成分主要是特殊的酚類——多酚、兒茶素等可分解亞硝酸胺。

番茄紅素：存在於番茄、西瓜、櫻桃中。對前列腺、肺與胃的腫瘤防治效果顯著，而對防治胰腺、結腸、乳腺、子宮方面的癌症也有一定效果。

苦瓜蛋白：美國學者發現苦瓜中含有苦瓜蛋白，可提高免疫力，對淋巴癌有抑制作用。

另外干擾素誘生劑常存在於胡蘿蔔、蘿蔔中的抗腫瘤活性物質，

對防治口腔癌、食道癌和鼻咽癌有效。β－胡蘿蔔素則存在於胡蘿蔔中，可降低肺癌發生率。蘿蔔中的糖化酵素也能分解致癌物質亞硝胺。而微量元素硒和鉬的化合物，如大蒜和洋蔥中含有的硒化物能刺激人體免疫反應和環腺苷酸的積累，抑制癌細胞分裂與生長。

適當的飲食，充足的睡眠以及輕鬆的心情是抗癌防癌的三大法寶，對中醫而言，免疫能力的體質調理絕不脫離顧護脾胃，飲食的調整更是第一道關口，由此可見其重要性。

● 防癌藥茶

蘆筍茶：鮮蘆筍 100 克、綠茶 5 克。鮮蘆筍洗淨，切成一公分的小段，沙鍋內加水一公升後，中火煮沸放入蘆筍，加入用紗布裹紮的綠茶，煎煮 20 分鐘，取出茶葉袋即成。可替代茶飲隨時飲用，鮮蘆筍也可同時嚼服。能潤肺袪痰，解毒抗癌。

絞股藍蜜茶：絞股藍 30 克、蜂蜜 30 克。將絞股藍洗淨加水一公升煎煮 30 分鐘，趁熱加入蜂蜜，攪拌均勻，當天服完。

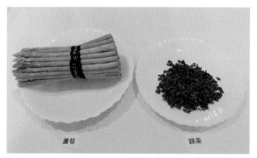

蘆筍　　　　綠茶

蘆筍茶是一項可以簡單製作的抗癌茶，尤其是有口乾舌燥等症狀時更加適宜。

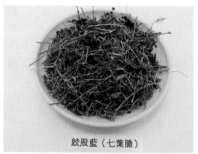

絞股藍（七葉膽）

絞股藍又稱七葉膽，具有保肝、保護唾液細胞、補氣生津等作用。

- 防癌藥膳

　　防癌八寶粥：原料製作簡單，適合長久服用。

　　原料為：大豆 100 克，玉米 100 克，銀耳 50 克，大棗 9 枚，香菇 9 個，蓮子 50 克，枸杞子 30 克，以及蜂蜜適量。

　　製作方法：

1. 將銀耳、香菇切碎放入碗內，用開水浸泡。
2. 大豆、玉米、大棗、蓮子和枸杞子用冷水洗淨，同銀耳、香菇一齊放入鍋中，加冷水文火煮沸，熬成粥狀。

　　服法：將蜂蜜調入粥中，分 3 次服用，每日晨服 1 次。

　　功效：既有強身健體的作用，又有抗癌防癌的作用。

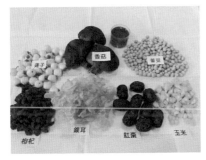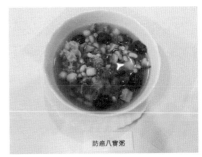

防癌八寶粥的製作簡單，成分多具有保健及抗癌防癌的作用

癌症患者
的心理治療

　　我常說腫瘤中醫的調理目的是吃得好、睡得好、心情好。「心情好」，三個字說來簡單，做起來卻需要很多方面的配合。

　　首先當然是病友本身，一開始當然都會有段否認期，越是平時注意養生、嚴以律己、菸酒不沾的人，初聽醫師宣告檢查結果時越是不能接受，學者 Tartalgia 認為在安寧照護上，癌症病人在心理層面上的問題主要有七個方面：生理症狀所引起的不舒服、獨立性與依賴的衝突、自我控制與無助感、人際溝通與關係、死亡威脅造成自我認同的傷害、生命時間下的創造與生產、以及自我價值感的衝擊，因此常有人自怨自艾，胸悶，失眠，反而讓療程變得不順，也讓家屬在就醫照護奔波之餘，還要費心顧及情緒的安撫，導致身心俱疲。

　　其實癌症的發生原因除了遺傳、病毒感染這些不可抗拒的因素外，飲食也是一大原因，有些阿嬤一輩子省吃儉用，過期和變質的食物捨不得丟掉，反而促進腫瘤的發生。還有上班族的壓力、情緒也是一大誘因，讓身體細胞長期處於高壓狀態，導致過氧化以及癌變的清除力減弱，因此促進腫瘤的發生。

◤正向面對，逆向思考

「正向面對，逆向思考」，這是我極力主張的觀念，當癌症已經發生，再多想前因也無法改變既定事實，不如打定主意好好面對，勇敢走向抗癌之路，更何況近一、二十年癌症治療的發展已有長足的進步，癌症慢慢變成一種慢性病，「手術或不手術、化療或放療或標靶、療程結束定期追蹤」是抗癌的三部曲，甚至追蹤期，也不需服用任何藥物，有許多癌症都可達到臨床治癒的程度，因此選擇和家屬、醫師一起勇敢面對才是良策。

有時我甚至會問病友：「你覺得得到腫瘤對你而言有什麼好處？」

大家初聽都會覺得這個問題有點莫名其妙，但仔細想想，我們平時在人生的路上都太忙了，根本不曾給自己時間停下來看看周遭的風景，直到生病了，反而能得到一個喘息的時間，靜下來好好與家人相處和審視自己對人生的態度，透過養病期間與家人的互動，讓親情更加緊密的結合，再加上開始注意飲食、養生、運動，甚至有病友在療程結束後反而覺得身體比之前更健康，由此可見抱持正向心態的重要性。

◤支持，是最好的治療

其次是家屬的支持，家族成員罹患腫瘤疾病都是家族內的大事，反覆看診及住院治療時的陪伴，治療痛苦的分擔與支持，家屬之間親情的羈絆，如果能化為正向的力量，往往能發揮相當大的作用。

前天會診查房時，問問患者進食的狀況，先生在旁隨口唸了一長

串準備的食物，我笑著問：「老公煮菜及格嗎？」患者點點頭說：「勉強及格啦！」看著他們夫妻倆相視而笑的表情，我相信他倆會更勇敢的面對接下來的挑戰，也祝福他們⋯⋯

　　還有一個影響患者心理的重大因素，就是醫師本身，醫師扮演著患者心中明燈的角色，決定患者的治療方向，甚至在病情的敘述與解釋上只要有些微的不同，都會對患者心理造成影響。很多時候，如果醫師能適當告知整體治療計畫，讓患者了解不同治療方式可能的影響，往往能讓患者的心情更穩定，更勇敢；我自己在門診常做的一件事，就是跟患者一起看檢查報告，一起討論接下來的對策，有時想想會慶幸自己從西醫轉到中醫，能夠以朋友的角度參與意見的表達，並試著討論出較為正確的決定，並達到最好的治療效果。

安寧病患
的中醫照護

　　中醫是一種天人合一的經驗醫學，治療上一向強調根據個體體質上的差異給予不同的處理方式，透過不同的治療原則，希望能將個體身心調整至一個中庸的平衡，這一點與安寧療護病患所追求的身、心、靈和諧狀態是相當契合的。

　　其實應用中醫藥來治療腫瘤患者已行之有年，只是臨床上仍需要更多的研究來得到認同，根據美國一項調查顯示，有百分之八十的患者會在獲知自己病情之後尋求非正統的療法，在國內的數據恐怕更高，這也造成了坊間偏方盛行，甚至有人推波助瀾販賣諸多價值不斐的藥品或保健食品從中牟取暴利，許多病人也因此從醫師門診追蹤中消失，而坊間刻意誇大中醫抗癌的療效，也讓凡事講求實證的西醫師對中醫有了反感，更拉大了中西醫的鴻溝。

　　事實上西醫本來就能成功控制許多的癌症，甚至如部分淋巴瘤與鼻咽癌還能達到臨床上的治癒，只是患者面臨治療上所帶來副作用的不適，讓原本已覺虛弱的身體更加屬弱不堪，看在家屬的眼裡也多添了許多的不捨；而中藥的抗癌作用雖然有時能達到神奇的效果，但是偏方絕非適合每一位患者，其藥理作用正有待進一步的科學驗證，希望能從老祖先的智慧經驗中造福更多的患者，反而是中醫藥對於體質

及生活品質的改善有很好的效果，這已是不爭的事實，中醫藥在許多方面都能對患者提供非常大而且有用的幫助，是很值得進一步推廣及應用。

對接受安寧療護的腫瘤病患而言，諸多不適如食慾減退、體重減輕、失眠煩躁、氣短胸悶、疼痛等問題，常常深深困擾著患者與家屬照顧成員，有時不適的程度甚至會超過腫瘤本身，在西醫的治療基礎上，配合社工師的關懷，如果能再加入中醫對飲食膳食的建議，以及用中醫藥調整體質的異常，將可使患者治療過程更為平順，得到更高的生活品質狀態，例如針對體重減輕、惡病質方面，尤其是接受過放、化療的患者最為明顯。

一般來說，如果有消化功能障礙、體質消瘦、乏力、貧血及機體功能衰弱等症狀，甚至直接威脅患者生命，以中藥來做緩和治療，可以增加和穩定體重、改善食慾，以及對活動能力指數的提高都具有相當療效。透過益氣養血、健脾和胃等扶正培本中藥確實可以改善癌症患者的惡病質狀態以提高生活品質；另外安寧療護的患者常或多或少存在血球低下的問題，臨床上會造成嚴重倦怠感及增加患者感染的危險，是病人與醫師都不願意見到的問題，而中醫透過常用的四君子湯系列，再配合應用許多單味藥如黃耆、雞血藤、補骨脂等，常可以有效提升血球，並進一步改善其他的不適症狀；其他常見的症狀如失眠、癌性疼痛等都可透過中醫藥或針灸的處理而獲得一定的改善與成效。

在腫瘤的治療上，我們希望透過中醫的體質調理與調節免疫力，盡量提高患者的生活品質、增加存活率與存活時間，同時藉由完整的西醫追蹤檢查，讓醫師群與患者都能掌握住病情，做出最好的治療計畫，因此，對於安寧照護的病患也可發揮中醫調養的特色，希望從飲

食、睡眠與心情上去調整到較為理想的體質，讓患者身、心、靈的和諧狀態得到更好的改善。

癌症病患究竟
要不要吃保健食品？

　　「保健食品」是我在門診時最常被詢問的問題之一，一般而言，保健食品來源可以從親朋好友贈送，到家屬上網搜尋，直銷或電視廣告或是書以及報章雜誌的介紹，琳瑯滿目，常常連病友自己都搞不懂自己吃了哪些東西？面對這種狀況，我往往會請病友在下次回診時，將正在服用或想服用的保健食品帶來，結果通常都會令我驚訝。

　　原來，報章雜誌常講全球保健食品的市場每年有上千億美元的銷售，真的所言不假，不過保健食品還是必須看個人體質來吃，亂吃或多吃，對身體不但沒有好處，有時反而還會造成身體的負擔。

　　所謂的保健食品大致上可分成中藥類、真菌類、營養蛋白類、維生素類、食物類。大部份價格不斐，對經濟狀況佳的家庭可能還好，但對一般家庭可能會覺得吃力，所以一般我的建議原則是：除非經濟狀況真的沒問題或時常中樂透，否則食物有的可以取代的部分就盡量以食物補充為主，如果要使用保健食品，同時間除中西藥外，選擇以一到兩種為原則，如果都不吃也無所謂，因為由合格的中醫師開出的處方本身就是一個針對個人體質打造的健康食品，再配合多喝水運動流汗、二便通暢，這樣排毒的途徑暢通，又可以減少肝腎的負擔。

　　一般中藥類很多都是生技公司的產品，部分都有經過實驗室的細

胞實驗或是動物實驗證實具抗癌效果，例如人參皂苷、香茅醇複方、宿健 100、達瑪烷等，這些產品通常價位較高，但藥性並不寒涼，化療期間是可以併服的，但反過來說，因為放療期間體質較容易有熱象，這些東西就比較不適合或是應該減量服用，很多人在喝的安迪湯也是如此，因為其中有黃耆，在放療時也是比較不合適的，但可以用西洋參、絞股藍來取代。

真菌類也是常用保健食品的大宗，包括冬蟲夏草、靈芝、牛樟芝、桑黃、巴西蘑菇等，這類產品不管是煎煮的飲片食材或是膠囊包裝，單價也都很高，但就中醫而言，其藥性多為補氣作用不會太燥，於化放療時都可以服用，但同樣是真菌類就不需要併服，常有人又吃靈芝又服巴西蘑菇，兩者都是真菌類重複就太浪費錢了，如果基於經濟考量，其實真菌類還有個好東西，就是黑木耳和白木耳，黑木耳可以補氣，適合化療；白木耳可以滋潤，適合放療，常吃的效果其實也很好。

第二篇

抗癌，要加上
中醫體質調理才完整

- 乳癌
- 肺癌
- 肝癌
- 大腸癌
- 頭頸部癌
- 子宮頸癌
- 胃癌
- 淋巴癌
- 血癌
- 胰臟癌

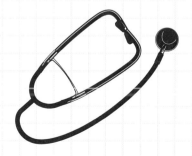

乳癌

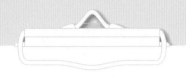

乳癌的自我診斷

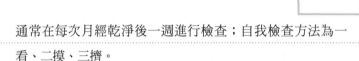

通常在每次月經乾淨後一週進行檢查；自我檢查方法為一看、二摸、三擠。

一看：脫去衣服，雙手叉腰，面對鏡子，檢查乳頭是否回縮和偏移，乳房皮膚有無酒窩狀（早期表現）、橘皮樣外觀（晚期表現）。

二摸：坐或仰臥，五指併攏用手指掌面前半部分平放於乳房上觸摸（不要抓捏以免把乳腺小葉誤認為腫塊），檢查乳房內有無腫塊、壓痛，以及腫塊的大小、形狀、質地、表面狀態、活動度、邊界是否清楚。如有以下情況要立刻到正規醫院檢查。

　1. 乳房有無痛性腫塊，其邊界不清、表面不光滑，活動度不好。

　2. 腋窩淋巴結無痛性增大。

三擠：非哺乳期內，雙手合攏，環握乳房，用掌根適當用力擠壓，檢查乳頭有無液體溢出，及液體的性質。據統計，乳頭溢液患者中乳癌發生率為20～45％。乳頭溢液是導管內癌的首發症狀。

用「笑」面對「乳癌」人生

　　阿琴50多歲，外表看來福福泰泰，說起話來嗓門很大，BMI少說也有30以上（正常女性BMI值大約為18.5～24），一看就知道需要加強飲食衛教。她5年多前被診斷出有乳癌，前來就診時已經有合併脊椎轉移，在分期上算是末期，並有口乾、腰痠等放療後殘餘的副作用。

　　阿琴的症狀從中醫的角度上看來為肝腎陰虛內熱，我開了一些幫助調理、改善的藥給她，並照慣例的告訴她要注意控制體重、避免高脂肪飲食……她笑著說：「可是我看到好吃的就忍不住啦！身材也就一直是這個樣子」。

　　「不過，這樣你運動的時候不會喘嗎？」我好氣又好笑的問道。

　　她笑的更大聲：「當然會喘，所以我都不喜歡運動啊！」

　　……換來我一陣無言。

　　通常病友來看診一定會很認真聽醫師講衛教的事情，除了勤做筆記，有些人甚至帶著錄音筆錄音，不過像阿琴這樣把醫師的話當耳邊風的還真是少見，雖然如此，但在腫瘤病情的控制追蹤上她，卻也表現相對穩定。幾次門診下來，慢慢對她更了解：阿琴老公的生意從台灣做到大陸都很成功，經濟上不成問題，就診時更是常常看到她帶著股票機，幾次還神祕兮兮的要告訴我明牌，她很愛笑、愛吃、愛睡，就是不愛運動。我只好為她做個結論：「好吧！妳至少達到中醫希望

的睡得好、心情好的標準。」在後續的追蹤調養當中，阿琴的病情一直保持穩定，腰痠痛的程度也改善了，唯一沒改善的還是體重……

直到確診後的七年左右，有次門診阿琴告訴我，她胸部放療的地方會癢癢的，我看了一下局部，發現皮膚變厚、變紅，趕緊建議她去做皮膚切片，報告出來，果然如我擔心的狀況發生了：癌細胞轉移至皮膚。即便如此，在接下來的放療療程中，阿琴依然保持一貫樂天的笑容，而且療程結束後的影像追蹤顯示也都正常，看起來她又贏了一回合。

不過，這次的好運沒維持多久，因為骨頭掃描又發現有新的轉移病灶，而且阿琴也變得比較容易疲倦，所以腫瘤科醫師安排住院放療療程，也會診我繼續開藥。阿琴每天規律的電療、看股票、吃中藥、吃昂貴的牛樟芝粉，但是精神卻不見好轉，躺在床上的時間越來越多，最後眼白變得有點黃，經過超音波檢查證實，肝臟已有多處轉移，肝功能檢查也明顯變差，皮膚越來越黃……

在安寧病房裡，常常可以看到家人朋友來陪伴阿琴，她的人緣極好，就算我帶不同的住院醫師、實習醫師去看她，她也很容易和大伙兒聊開來，即使她身體上的負荷愈來愈重，但依舊保持著樂歡的心，用開朗的笑聲溫暖了冷冰冰的病房。

我常覺得，藥物對於病情雖能達到某種程度的控制，但是一顆開朗積極的心，更是對抗病魔的一大利器。像是阿琴總是放開胸懷的大笑，讓元氣中樞不停地保持興奮，刺激快樂神經，分泌好心情酵素，中和掉腫瘤診斷所帶來的壞情緒，這些元素的效果，絕對不會輸給任何化放療和中西藥物。

別讓乳癌成為女性的殺手！

　　乳房對女性而言，也許是又愛又恨的東西，愛的是它讓女性充滿迷人的丰采，恨的是隨著飲食的西化，每 10 萬人口乳癌的發生率從 86 年的 35 人，一路上升到 96 年的 53.1 人，嚴重威脅婦女同胞的健康。乳癌位居女性癌症發生率的第一位、死亡率第四位。根據衛生署國民健康局統計：台灣地區於民國 96 年新增 7,502 名乳癌病患，而在民國 96 年有 1,552 名婦女因為乳癌而死亡，其嚴重程度僅次於肺癌、肝癌和大腸直腸癌。乳癌好發年齡在 40 ～ 50 歲之間，正當是婦女同胞更年期前後，讓原本應該逐漸邁向成熟期的人生，蒙上一層陰影。

　　一般而言，乳癌的發生與遺傳基因、荷爾蒙、高脂肪飲食，以及有乳房原本有增生性病灶等較為相關。以中醫而言，乳房屬於肝經和胃經的分布，所以在中醫的病因與病機上，還包括了肝氣不舒和過食肥甘厚味等，所以對中醫而言，情緒壓力與鬱悶，對乳房纖維腺瘤和乳癌都是有促進作用的。

害羞只會延誤病情！

　　乳癌的臨床症狀表現有時相當不明顯，婦女朋友要常做自我檢查，屬於危險群的女性以及近更年期的女性應盡量定期做乳房攝影篩檢。一般而言，如果發現無痛、固定的明顯硬塊，或是乳房皮膚持續變厚、成小凹狀，或是乳頭退縮和自發性地單側乳頭分泌物，都必須趕快就醫檢查。如果原本就有乳房纖維瘤病史的人，更要每三個月到半年定期追蹤，有必要時，必須進一步做切片檢查，千萬不要害羞或

諱疾言醫，曾經有單親媽媽發現自己乳房有腫塊，但不好意思跟兒子、媳婦講，又沒有女兒可以商量，一直到腫瘤破潰流膿才不得不說，這種狀況在腫瘤分期至少是三期中，不僅增加治療的複雜性，也增加了轉移的風險，實在很可惜。

需小心病症轉移

一旦切片確診為惡性，就必須進一步做部分或根除性的手術，由病理報告可以確認淋巴結的轉移情形，以及雌激素受體（ER）、PR、Her-2 受體是陽性還是陰性。常有病友過度擔心這些受體所呈現的反應，全部陰性的人擔心復發後無藥可醫，陽性的人又擔心自己很容易復發，其實這些都是不必要的操心，因為這些受體的檢測和醫師選擇用藥有關係，除了 Her-2 受體可能增加復發風險之外，並沒有其他強烈證據證明和預後相關。

有些人的症狀會以轉移性症狀出現，如骨頭疼痛、腰痛、肋膜積水喘促，甚至頭痛嘔吐，骨頭轉移高血鈣可能會出現便祕、昏迷、無力或脫水等症狀，需要趕快檢查確立病因。

中西醫整合治療

先以西醫做好化療與手術

如果局部腫瘤太大，可能會先做術前的前置性化療，然後再考慮手術。其他經切片證實的腫瘤就會安排部分性或根除性手術，術後再進行化療，有淋巴結轉移的人可能要在化療後再接受局部放射治療，整體療程大約在半年左右。因此在接受手術之後，到傷口癒合期間就得趕緊打起精神，做好抗癌化療的準備。

化療一般會使用小紅莓以及紫杉醇（taxol）或是歐洲紫杉醇（taxotere），乳癌化療常見的副作用，包括指甲變黑、嘔吐噁心、血球降低、失眠，還有使用紫杉醇後常發生的手足麻木。

放療的療程通常持續 6 ～ 8 週左右，放療時因為部位的關係比較沒有明顯的副作用，僅需注意照射部位皮膚炎、潰瘍，還有可能會有胸中熱痛、胃酸逆流等問題。

▌搭配藥物，達到術後控制效果

如果是 Her-2 受體強陽性的患者，常常會在一般化療時或是療程後再加上賀癌平（Herceptin）的治療，賀癌平是標靶藥，所以不會有傳統化療藥的副作用，但偶爾會有發燒反應，而賀癌平療程中必須追蹤心臟功能，除非和小紅莓併用，否則對心臟造成的毒性不大。

荷爾蒙受體（ER）陽性的患者，在療程結束後會加上抗荷爾蒙治療，停經前的婦女只能使用泰莫西芬（tamoxifen），作為直接拮抗女

性荷爾蒙的藥物，而停經後會轉為使用復乳納（Femara）或其他藥物，一般泰莫西芬會有一些不適的副作用與造成類似停經的狀態，例如胃脹、膚癢、潮熱、盜汗等，這些症狀可以透過中藥處理來加以改善；不過，泰莫西芬還可能增加子宮內膜癌的風險，所以必須半年追蹤一次婦科超音波，有人會因為害怕而不敢服用，但由於乳癌是屬於荷爾蒙腫瘤，所以用抗荷爾蒙治療還是有其必要性。

在以中醫輔助治療

抗癌藥物、藥方一般具有毒性，切勿自行服用

中醫在古書上就清楚記載乳癌的症狀：乳癌初起如棗粟，漸如棋子，無紅無熱，有時隱痛，若年深日久，始覺大，牽引胸脅……腐爛深如巖壑，翻花突如泛蓮。對症狀描述相當清楚，治療多主張疏肝理氣，息怒寧心，暗示情緒調理在這方面的疾病上是很重要的，因此臨床不管處於任何階段，治療上一定會加上鬱金、佛手等理氣

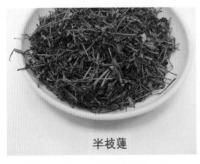
半枝蓮

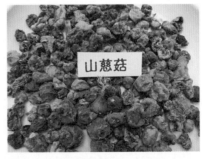
山慈菇

半枝蓮和山慈菇等抗癌中藥具有一定毒性，必須經由醫師處方服用才安全

藥，睡眠差的人也會加上酸棗仁、柏子仁、蓮子心等清熱安神藥物，抗乳癌的中藥會使用白花蛇舌草、半枝蓮、莪朮、山慈菇等，但因抗癌藥物有些常具有毒性，必須由醫師處方應用較安全。

▌多吃何首烏、西洋參，改善術後貧血

如果有合併化療，會有脾胃氣弱的狀況，一般而言，就不建議再併服任何草藥偏方，可以辨證論治用中藥幫忙處理化療時噁心、嘔吐、失眠以及血球低下的問題，盡量在化療療程中保持一定的體力，每天多走動散心調氣，可以讓療程進行得更順，化療時可多攝取維生素及蛋白質，但不建議多吃山藥、豆漿及蜂王乳，以免影響荷爾蒙，可多吃黑木耳或白木耳，也可以在白天泡一些西洋參茶，並加上紅棗幫助生血。

放療時身體接受放射能，需要多飲水排尿，避免上火，中醫會另外在中藥內加上滋陰清熱的藥物，如沙參、牡丹皮、生地黃等，之前的西洋參茶可以在放療時加上七葉膽（絞股藍），除非此時體重過重，否則飲食還是要注意營養，仍可保持蛋白質攝取而減少主食和水果，如果仍有貧血情形、活動易喘，可以常用何首烏、西洋參、紅棗、玉竹、雞血藤燉煮食物。

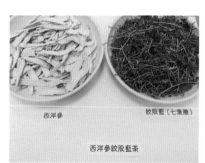

西洋參絞股藍茶飲具有補氣清熱生津作用，適合乳癌放療時服用

乳癌的食療與保健

乳癌患者在化療時期食慾都不會太好，因此會造成體質變差，所以在飲食上，最好能使用補氣降逆食物，以幫助乳癌患者增加療程期間的營養吸收。

- **黑糖薑茶，緩解腹部疼痛**：化療時endoxan和小紅莓是比較容易引起嘔吐的藥物，可以在化療前後多喝一些黑糖薑茶，黑糖薑塊可以在一般超市或有機超市購得，不用自己熬煮。黑糖的藥性溫和、熱量低，有安中的效果，「中」指的是腹部，故有緩解腹部疼痛不適的感覺。

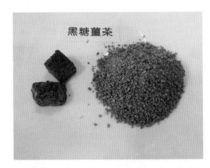

黑糖薑茶可以簡單使用黑糖薑塊或即溶式沖泡粉，剛打完化療可以適當飲用

- **加些薑絲，止嘔吐**：薑汁性溫，可以降逆止嘔吐，可在平日飲食中多放些薑絲來緩解不適。嘔吐時飲食宜少量多餐，清淡為主，湯不可以太濃。

- **攝取蛋白質食物，維持好體力**：血球低下時應該要多攝取一些補氣及蛋白質的食物，配合足夠的睡眠及運動，才能讓血球盡量維持在可以化療的水準，一般白血球希望在4000以上，血色素希望在10以上，保持規則的運動才能有好的體力。

  蛋白質食物以魚、肉、蛋、奶類食物為主，料理盡量清蒸或

煮湯，不要過度烹調造成食物變質，燉滷的食物也以新鮮為佳，除非口味變淡，否則食物不要太鹹；肉類可以多用新鮮的牛羊肉煮清湯，胃口不好的人，蛋奶類均可適量攝取。

- 避免地雷食物：蛋白質的攝取中，豆類是較具爭議的食物，由於乳癌是荷爾蒙相關的腫瘤，荷爾蒙受體常會是陽性，因此建議還是少吃含雌激素的食物，特別是受體陽性的人，許多常被拿來當雌激素補充的食物也要小心避免，如山藥、豆漿、蜂王乳以及月見草膠囊，也不要吃更年期專用的奶粉。

> 乳癌局部的放療不像頭頸部放療有很多明顯的副作用，通常只需要注意局部皮膚的照護及可能食道胃酸逆流的問題。

- **綠豆湯、水梨，可消除皮膚炎：** 飲食上要注意清淡富營養，不要吃太熱的食物。食物要充分咀嚼，飯後不要立刻躺臥，如果皮膚炎及胸中熱感明顯，可適當吃一些清熱的食物，如綠豆湯、水梨、蘆筍汁等。

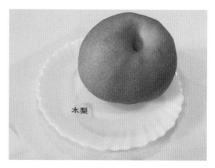
水梨

梨子又叫快果，生用可以有清熱滋陰作用

- **塗抹蘆薈，舒緩術後皮膚不適：** 放療局部的皮膚可以在每次放療後使用含蘆薈的藥膏塗抹，可以達到消炎及收斂保溼的效果，要注意不可以在每次放療前塗抹皮膚藥物，蘆薈也不要用家裡現摘的蘆

薈，怕有較多生菌的問題，特別是皮膚有傷口的時候。

追蹤期的食療

CCRT（合併化放療）後開始進入追蹤期，這時候的體質要注意不可過胖，營養需求也沒有治療期那麼高，所以體重過重者（BMI>24）要多運動，減少主食和水果的攝取量，肉類的需求也可降低，高脂肪飲食更是絕對要禁止。

● **水梨白木耳湯，可減少心悸**：如果有服用抗荷爾蒙治療的人，可能會出現潮熱盜汗等問題，飲食上要注意少吃辛辣，高熱量食物，心悸明顯者刺激性飲料如咖啡、茶不要太多，用水梨一顆切片、白木耳三錢、百合二錢、兩碗水放在電鍋中燉煮，可以有滋陰清熱、安定神經的作用。

● **多攝取鈣質**：可以多吃含鈣及滋潤性的食物如奇異果、秋葵、地瓜葉、豬腳筋、鰻魚、紫菜、昆布等。

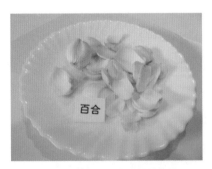

百合具有養陰，安定神經的作用

💙 預防教室

▌有家族病史的人，更要小心

「早期發現，早期診斷，早期治療」，恐怕還是預防疾病最好的方法。有乳房纖維腺瘤病史，或有乳癌家族史的人要注意規則性追蹤，遺傳性是可以做基因檢測的，不過即使是帶基因（BRCA1 或 BRCA2）也不代表一定會表現出來，要看抑癌基因的表現或是基因清除 DNA 序列錯誤的能力，這就跟中醫所謂的體質狀態有關。

一般而言，攝取高脂肪飲食導致體重過重，在中醫是為脾胃痰濕體質的人，可以多吃一些薏苡仁、陳皮、山楂；常熬夜、工作壓力大，屬於陰虛體質可以多吃百合、梨子、石斛；情緒鬱悶煩躁，屬於肝氣不舒的人可以多泡玫瑰花茶、薰衣草茶、佛手柑等，可幫助安定情緒。保持心境平和、維持標準體重、良好作息、規則追蹤是預防乳癌的不二法門。

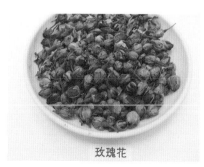

玫瑰花

紫紅玫瑰花具有疏理肝氣，安定神經的作用

肺癌

肺癌早期症狀須知

1. 咳嗽，多為刺激性咳嗽。
2. 間斷性反覆少量血痰，或痰中帶血絲。此外，還出現胸背痛、胸悶、發熱等症狀。
3. 胸悶胸痛，一般症狀輕，定位模糊。若當癌瘤侵及胸膜、胸壁時，疼痛會加劇，定位較為明確。
4. 氣促，癌瘤阻塞所致的肺炎、肺塌陷、惡性胸腔積液、彌漫性肺泡病變等均可引起。
5. 發熱，阻塞性肺炎或癌性毒素所致。

夫妻同心，勇敢抗肺癌

在抗癌的路上，家人的扶持是很重要的成功因素之一，阿慶兄就是一個明顯的例子。

不抽菸也不喝酒的他，在一聽到是肺腺癌三期末的診斷時，也曾埋怨為何老天要開這種玩笑，我告訴他：「癌症不是專挑壞人下手，癌症只喜歡趁我們不注意自己的身體時，慢慢的轉變、形成，如果你長期處於疲倦、過勞、壓力下，都會讓身體細胞處於一個緊張的狀態，讓自己對DNA複製錯亂的清除能力下降，導致突變的產生最後癌變，不過現在既然診斷已經明確，就應該好好想想，現階段要如何做才是對自己最好！」我解說時只見阿慶嫂在一旁急忙附和我的說法，顯然這問題已經困擾他們夫婦倆許久，從他們夫妻的互動來看，可以感受他倆的感情極好，於是我鼓勵原本不運動的他，夫妻倆每天一起去散步半小時，保持體能狀況，為長期抗癌作準備。

由於阿慶兄的腫瘤位置緊貼著右肺動脈無法手術，西醫考慮先做化療，中醫則盡量幫助調整腸胃功能，雖然療程中還是有噁心感，但阿慶兄的體重保持的不錯，還笑著跟我說：「現在每天都很享受傍晚時分的兩人散步運動，感覺我的體能似乎變好了些，而且朋友們也都說我看起來不像是正在做化療的人，更重要的是我們夫妻倆有更多的時間閒聊相處……」

說到這裡，阿慶兄話意有點傷感，突然問我說：「郭醫師，你說

我還可以活多久呢？」

看著眼眶泛紅的這一對老夫妻，我整理了一下情緒，很肯定的告訴他：「別擔心！只要你把體力保持好，腫瘤就會怕你的！」

阿慶兄的療程持續進行，而且體能和體重保持的不錯，倒是阿慶嫂忙進忙出整個人瘦了一圈，腰痠背痛、失眠等毛病樣樣都來，後來兩個人乾脆一起看診調理，症狀才慢慢改善。

兩個月的時間過去了，追蹤的胸部X光看起來腫塊沒有變小，也沒有變大，阿慶兄自己也苦笑道：「它好像睡著了！」我鼓勵他：「至少在目前的治療架構下，腫瘤是穩定被控制了，你應該不用太怕它了！」

在胸腔內科醫師的建議下，阿慶兄改用治療肺癌的標靶藥物——艾瑞莎來治療，雖然臉上開始冒出了一堆痘瘡，但他卻高興得很，因為我之前就有告訴過他，使用標靶藥物後，若有長痘痘的反應，表示是有效，這也使得他每次門診時，總會興奮地拉著我，跟我說他哪裡又長青春痘了，吃藥也吃得更起勁。

慢慢地，隨著追蹤時間的拉長，阿慶兄顯得更有信心，也更珍惜跟老婆相處的時間，體重還上升到需要我盯他體重的程度。半年後的電腦斷層追蹤，我們很興奮地發現腫瘤縮小了三分之一左右，腫瘤指數CEA也下降到接近正常值，我解說著螢幕上的影像變化，望著他們夫妻倆高興的神情，心裡也感染了他們的快樂……

三年多過去了，現在阿慶兄腫瘤指數一直保持在正常範圍，夫妻倆還是每天傍晚準時散步聊天，臉上還是長著讓他感覺青春的青春痘，所不同的是，我知道他已經不再怕腫瘤了……

肺癌不見得是抽菸人的專利！

　　一般所說的肺癌，包含了肺、支氣管及氣管惡性腫瘤，根據民國 96 年統計，肺癌發生個案數占全部惡性腫瘤發生個案數的 11.96%，發生率的排名於男性為第 3 位、女性為第 3 位；96 年因肺癌死亡人數占全部惡性腫瘤死亡人數的 19.83%。死亡率的排名男性為第 2 位，僅次於肝癌，女性則為第 1 位。

　　肺癌好發年齡為 45 ～ 75 歲，而且發病率逐年攀升當中，一般認為肺癌的發生與空氣污染、抽菸、吸二手菸、石棉吸入等脫不了關係，而且由於肺癌的初期發生較為隱匿，不太容易察覺，常常在侵犯並轉移之後才被診斷出來，因此治療上更為棘手，且嚴重威脅到生命安全。

　　肺癌早期症狀可以是咳嗽、胸痛、氣短、痰中帶血、反覆肺炎、體重下降，甚至常見骨頭轉移，腰痛表現者，一般而言，早期肺癌的 5 年存活率常可達 6 成以上，一旦到達第四期的肺癌，其 5 年存活率則會驟降到 5% 以下，因此，早期發現、早期治療是最好的。

　　中醫稱肺癌為「肺積」、「息賁」，認為肺癌的產生多為「七情」所傷，臟腑陰陽失衡，體內正氣不足，導致人體免疫力下降，加上肺部反覆感受外邪、風寒與痰飲，瘀血積聚，最後形成腫瘤。換句話說，情緒失衡與本身的免疫狀態是中醫認為致病的重要原因，事實上，在治療時這兩者也扮演著重要角色。

定期照胸部 X 光

　　肺癌的初期症狀不具有特異性，通常是像咳嗽、輕微胸痛，有些

出現咳血、聲音沙啞、喘等，甚至有些人是完全沒有症狀。

　　一般建議咳嗽治療一、兩個月無效就應該照個胸部 X 光看看，最好是正面和側面一起照較具有參考價值，像是高危險群例如老菸槍、炒菜多油煙的媽媽們、工作環境空氣不佳的人，更應該要每年追蹤一次比較安全，因為有些人可能會在健檢 X 光發現異常才知道有問題。

　　由於煙會提高肺癌的發生率 10 倍以上，而且與鱗狀細胞肺癌直接相關是已經被確認的事，雖然有人認為胸部 X 光對於小病灶的誤診率高，但是畢竟輻射量較小，作為篩檢和規則追蹤還是比較合宜的。

　　如果家裡有個老菸槍的爸爸，應該趁每年父親節或生日，勸他去做個胸部 X 光檢查，因為幾乎所有的癌症都一樣，都是早期發現比較好治療的。肺癌也是一樣，如果 X 光異常，就能及早進一步留痰液做細胞學檢查或排電腦斷層，但如果要確定細胞病理型態，則還必須靠支氣管鏡檢查或電腦定位切片取得檢體檢驗。

▋ 小心固定點腰痛

　　肺癌細胞可分成小細胞和非小細胞，非小細胞又可分成鱗狀細胞和腺瘤還有其他類型，其治療和預後是不太一樣的。

　　有少數情況可能會以轉移性症狀來表現，例如腰椎的疼痛或是肋膜積水的喘促，甚至會有骨轉移造成高血鈣出現便秘症狀，因此如果有固定點的腰痛到處求醫無效時，也要小心做進一步檢查。

　　肺部同時也是其他許多腫瘤轉移的好發部位，例如乳癌、大腸癌、卵巢癌、前列腺癌、骨癌和惡性肉瘤等，這些在腫瘤的追蹤上都是不可或缺的。

中西醫整合治療

西醫可以手術就別拖延

　　手術是肺癌第一優先的治療，能手術切除的腫瘤往往有最佳的預後，即使是單一顆轉移性的肺部腫塊也是如此，如果醫師告訴你可以手術，只要體能狀況許可千萬別猶豫，因為肺部腫塊的成長有時是以月計算，多拖一個月就有可能會讓期數後退而無法手術。

▌新化療配方及標靶藥物抑癌效果不錯

　　無法手術時化療或合併化放療是可以選擇利用的，其實現在肺癌的藥物治療選擇相當多樣化，很多化療處方或標靶藥物都有很好的抑癌效果，再加上用中醫藥調整體質，減低治療時的不適感覺，使癌症得到控制且長期追蹤的案例很多，所以千萬不要輕言放棄。打起精神抗癌到底，要注意的是常追蹤，並且和負責醫師討論療效的溝通，有必要時更換治療藥物。

　　一般化療常使用的藥物為健擇和鉑類或紫杉醇等化學藥物，所以嘔吐、噁心感是最常見的副作用，化療後也常會有胸中熱的感覺，可以用中藥來調整腸胃症狀；標靶藥物最常見的有艾瑞莎（Iressa）或是得舒緩（Tarceva），也常常會有不錯的效果，兩者共同的副作用是皮膚疹、口腔粘膜潰瘍，甚至會出現嚴重的過敏反應，但也有結果顯示有過敏反應的患者，常常會有不錯的抑癌效果，因此如何減少皮膚及口腔的不適也就成為中醫調理的作用點。

　　由於小細胞肺癌的限制型與擴張型預後相差很多，有時會進行預

防性全腦放射治療，但如果有其他骨骼轉移當然也必須放療，放療可能會引起頭痛、嘔吐、放射性肺炎等，頭部放射時可能會併用類固醇來降低不適，這時候不要害怕類固醇的副作用而不敢吃，治療期間還是建議服用，可以讓療程更舒適平順。

以中藥補氣，減輕過敏反應

中醫對肺癌的機轉認為主要是造成肺氣失於宣發肅降，氣滯痰核結聚，類似古時候的「息賁」病，所以調理上著重在理氣、補氣、降氣化痰、活血化瘀，當然必須配合臨床治療的不同階段而有所不同，比如化療期間著重腸胃道的調理，以配合降氣化痰為主，噁心、嘔吐可用黑糖薑茶，藥物可選用西洋蔘、旋覆花、白芥子、漏蘆等；如果有咳血時，必須小心減少咳嗽次數，在藥物上可以選用仙鶴草、側柏葉、花生衣，可以搭配煮花生湯、蓮藕茶幫助止血；肋膜有積水時可以重用西洋參加黃耆補氣行水。

標靶藥物治療時黏膜部位容易發紅、乾，皮膚容易長疹子，這種時候中醫的調理會加重養陰、清血熱的藥物如石斛、山藥、生地黃、牡丹皮、麥門冬、玄參等，可以搭配西洋參絞股藍茶（西洋參、絞股藍各3錢布包，用1000CC水煮開）。

放療時一樣要注意養陰清熱，所以會以類似標靶治療時的調養，只是放療的熱會偏向上部（中醫稱為上焦）、氣分的熱，所以會多加

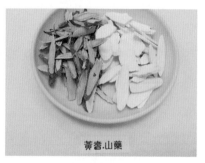

黃耆.山藥

黃耆與山藥是很好補氣又可以利水的藥物，有別於西藥利尿劑的使用

菊花、薄荷、桑葉、石膏等。

　　肺癌的患者多表現氣不足、易喘，所以多走動練氣是很重要的，不是特別口渴的人可以常用西洋參、黃耆來保養，如果口乾舌燥的人可以加上山藥、百合、天花粉等，希望每天至少有 30 分鐘的走動，可以訓練肺活量，保持基本的體力。

肺癌的食療與保健

補充三高：高熱量、高維生素、高蛋白

- **黑糖薑茶：**化療時的食療一樣要注意高熱量、高維生素、高蛋白，避免體力衰退、體重下降而影響療程，如果噁心、嘔吐時一樣可以泡黑糖薑茶，飲食三餐可以多放些薑絲，有開胃止嘔的效果。

- 咳嗽可以分成熱咳、寒咳、燥咳來注意飲食，中醫將無痰而有聲稱為咳，無聲而有痰稱為嗽，有痰有聲謂之咳嗽。如果咳嗽痰黃量多、喉嚨痛，呼氣也覺得熱熱的這樣就是熱咳，飲食上可以放心多吃梨子、海蜇皮、荸薺、絲瓜等幫助清痰熱的食物，至於其他種類的咳嗽，則可以用以下的兩道食療方式緩解。

- **陳皮茶：**如果咳嗽痰白或者成泡沫狀，痰癢咳不停，喉嚨不痛那就是已經變成寒咳，也就是冷咳，以上的食物剛好變成禁忌，也要少吃瓜果類及冰冷食物，藥物上也應該少吃化痰藥，否則痰會越來越多，食物可以多吃芥菜、熱杏仁茶，或者到蜜餞行買點陳皮來泡茶，可以較快改善症狀。

- **水梨燉白木耳：**如果乾咳無痰、頻頻乾咳、口乾、喉嚨乾，可能是燥性的咳嗽，那中醫講的「肺燥」，原則上要禁忌辣椒、烤炸食物，也不可以用黃耆補氣，這時候應該多喝水，可以用水梨燉白木耳當甜湯喝，也可以煮冰糖花生湯，都有潤肺止咳的功效。

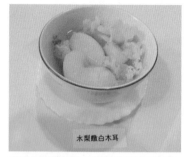

水梨燉白木耳

水梨生用清肺熱，燉煮之後減少寒性，有很好的潤肺效果

多喝水、注意體力的補充

- **安迪湯加減：**放療時的食療也要注意營養，蛋白質攝取要夠，想辦法多喝水，如果出現咳嗽可以像前述方法處理，合併放療的可能會是熱咳和燥咳居多，放療時由於身體會出現熱象，所以不可以用太多補品或補藥，黃耆也是不適合的，常有病友喜歡泡「安迪湯」，這時候應該把黃耆改成西洋參比較不會上火。

- **木耳茶：**使用標靶藥物治療時常會口乾、皮膚長紅疹子，體質會偏虛熱和肺熱，飲食原則會類似放療時的注意事項，可以多吃木耳或煮木耳茶，不管是黑木耳或白木耳都可以，有滋潤和促進黏膜生長的作用。

- **西洋參絞股藍茶：**療程結束進入追蹤期時就不需要太多高熱量，體重應該保持標準範圍，飲食上可以多吃補氣食物，如黑木耳、胡蘿蔔、馬鈴薯、香菇、鰻魚等，補養肺氣不受外邪侵入，也可以多吃有防癌抗癌潛力的食物如薏苡仁、山防風（漏蘆）、蘆筍、薑黃（咖哩）等；如果持續服用標靶藥物的話可以多吃水梨燉白木耳，

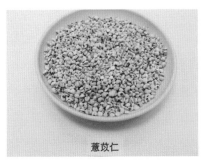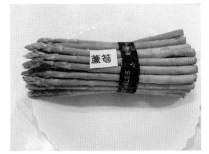

薏苡仁

蘆筍

薏苡仁和蘆筍都是很好的抗癌食物，在大陸甚至有針劑或是濃縮膠囊上市

也可以泡西洋參絞股藍茶。

💠 預防教室

▎戒菸、照 X 光、勤運動

　　肺癌一般認為和油煙、吸菸、二手菸、空氣污染、石棉、焦油等相關，長時間處於這樣的環境中，將有高達 20 倍以上的致癌危險性，因此，平常應該盡量避免，同時最好能做足夠的防護措施，例如，每天辛苦為家人料理三餐的媽媽們，千萬記得作菜時少放點油，多用蒸、煮的方式，而且別忘了開抽油煙機；老菸槍自然就是戒菸，如果自己真的無法戒菸，可以求助醫院裡的戒菸門診。

　　以中醫而言除上述外，還要注意鍛鍊肺與脾胃的氣，多運動，由於肺與大腸是相表裏的關聯器官，肺又主管皮毛，因此養成良好排便習慣、保持運動排汗暢通，都是減少身體毒素蓄積的好方法；如果出現難治療的咳嗽、胸痛、咳血、體重減輕、疲倦、喘促等症狀，應該要及早就醫檢查。如果家裡有老菸槍的話，一定要記得三件事：最好是戒菸、固定照 X 光還有多出門做運動。

肝癌

肝癌的高危險群

1. 慢性肝炎病史5年以上。
2. 家族中已有確診肝癌患者。
3. 長期酗酒者。
4. 長期食用醃製、煙燻、黴變等食品者。
5. 長期工作壓力過大、工作負荷過重或長期精神壓抑者等。

肝癌的故事永遠說不完……

　　有一個廣告令人印象深刻：一位罹患肝癌而住院的父親，為了想要完成接女兒下課的心願，希望醫師能中止治療讓他出院，最終體力終究不堪負荷……影片的最後映入眼簾的，是下課後的女兒帶著失望的眼神站在校門口的孤單身影，看了讓人不由得心底一陣酸楚。

　　一直以來，肝炎和肝硬化、肝癌都是台灣的國病，常侵襲正值中壯年的歲月，而且通常是一個家庭最重要的經濟及精神支柱的成年人，所以每當被醫師宣告診斷為肝癌，便會立刻造成家庭成員情感上和經濟生活上莫大的衝擊，由於治療的不確定性，有人選擇從醫院逃離，有人選擇在醫院面對治療，也因此常衍生出一個又一個與肝病周旋抗癌的故事……

　　阿欽是一家小公司的老闆，過去有B型肝炎的病史，為了工作常常晚睡，也需要應酬喝酒，常搞得肝功能高高低低的，作息實在差的可以，我常說他只做對了一件事——「定期追蹤」。

　　由於他有定期追蹤的習慣，追蹤時發現肝臟部分有個3公分大小的腫瘤，在做完血管攝影後高度懷疑是肝細胞癌，於是立刻接受手術切除，隨即病理報告便宣布了讓人無法接受的壞消息——惡性腫瘤。

　　術後的阿欽被老婆押著來到門診做體質調理，至今轉眼五年過去了，現在的他早睡早起、菸酒不沾，雖然還是有個啤酒肚，但超音波及電腦斷層的追蹤倒是一直保持正常。

另一個病患阿美則是典型的家族病史受害者，她家裡就有人得過肝病，因此年紀輕輕的她就已經歷多次肝癌栓塞的痛苦，但樂天的她依舊努力追蹤、努力吃藥調養，雖然不知道什麼時候會再復發，至少肝功能一直保持正常，她原本曾以為會看不到孩子大學畢業，但現在卻參加孩子的婚禮，在一次門診時她問我：「醫師，我有可能撐到抱孫子嗎？」我點了點頭，給了她肯定的答案。

　　不過，也有人選擇拒絕接受醫師建議的治療方式，像楊嫂就是一個例子。

　　楊嫂在肝臟超音波發現有瀰漫浸潤性腫瘤已經3年多了，不但有C肝十幾年的病史，而且胎兒蛋白始終異常，可是，楊嫂一開始就拒絕穿刺切片，所以一直到現在她仍然沒有重大傷病卡，過著和一般人沒兩樣的生活，不管是工作上的壓力，或是生活上的壓力也仍然持續著，連追蹤檢查超音波都要我三催四請才肯去做，還好腹部超音波追蹤並無明顯變化，我衷心地希望她的影像檢查結果能永遠如此……

　　至於金德更是很多肝癌病患的範本，在發病以前，他是個努力工作的上班族，平時沒事也不上醫院，更別說做檢查了，直到去年底極度疲倦的他覺得右上腹實在悶脹不適，才向肝膽科門診求助，檢查的結果發現肝臟有一顆12公分的腫瘤，切片報告也證實是肝細胞癌，經過轉介終於有外科醫師願意幫他手術，術後兩個月的超音波看來並無復發現象，我告訴他還是要小心追蹤切除邊緣，以便萬一有狀況可以及時栓塞處理。

　　之後金德開始規律運動，作息也保持正常，可惜身材卻一直有個鮪魚肚，而且晚上睡眠極差，即使加了助眠的西藥仍然睡不好，術後

半年的超音波檢查似乎發現復發性的病灶，半個月之後的電腦斷層也證實新生腫瘤的存在，失望之餘的他簡直像個洩氣的皮球，不但不想再做追蹤檢查，就連出門運動也懶了，看他這樣，我的擔心更多了，我告訴他：「沒有這些檢查結果報告的話，你會覺得身體哪裡有問題嗎？追蹤是要做的，但千萬不要被報告嚇得驚慌失措，亂了自己的生活方寸。……」

或許是我的勸說有了效果，也有可能是金德自己做好了心理建設，總之，他的心情總算穩定了下來，現在的他正準備接受標靶藥物雷莎瓦的治療，中藥希望能加強改善睡眠的情況，大家都希望新的治療模式對他能夠發揮神奇的效果……

酒精、黃麴毒素，是強力的致癌物！

肝癌的死亡率在民國九十七年的統計居癌症的第二位，與肺癌不相上下，更是男性癌症死亡原因的第一位。

在台灣肝癌發生的原因，和肝炎病毒、肝硬化、黃麴毒素脫不了關係，肝炎病毒在亞洲的盛行率遠高於歐美，也因此造成慢性肝炎、肝硬化、肝癌這三部曲在台灣的高發生率，從民國七十三年開始全面實施 B 型肝炎疫苗的注射，所以在可預計的未來因為 B 肝引起的肝癌將大幅降低，C 肝則因為尚未有疫苗所以仍嚴重威脅著國人健康。

肝硬化的因素除了是肝炎造成之外，在台灣喝酒也是一大因素，雖然酒精不是肝癌直接的致癌物，但是飲酒造成肝硬化再合併病毒刺激，卻大大提升了肝癌的發生率；黃麴毒素則和國人飲食習慣以及食物製作與保存的方式息息相關，黃麴毒素是由黃麴菌和相關黴菌產生，在動物體上是個強力致癌物。

以中醫而言「肝」或者「肝經」的說法與一般所謂的「肝臟」（Liver）是不相同的，這也是常常造成一般民眾對肝炎或其他中醫肝系疾病解釋認知上的混淆，中醫的「肝」代表了情緒、氣的舒發，也代表血液流動的順暢性，和西醫的神經內分泌比較相關，也和西醫「肝臟」（Liver）功能有部分重疊；因此肝癌對中醫的診斷意義包含腹中的癥瘕積聚、肝鬱氣滯、血瘀或者肝脾溼熱的存在與否，以及久病以後可能造成肝腎陰虛，出現掌心紅熱、失眠等症狀。

▌慢性肝炎必須長期規則追蹤

　　肝臟腫瘤常常在慢性肝炎患者的長期追蹤時發現，再經進一步診斷後為肝癌，所以不一定具有很明顯的症狀，通常可能是疲倦、體重減輕、右上腹不適；若靠臨床有腹水、黃疸等症狀而診斷出的肝癌，一般預後較差，肝癌好發之年齡在 45 ～ 55 歲之間，正值壯年期，因此對社會或家庭常造成重大傷害。

　　在超音波發現腫瘤之後，可能會配合抽血甲型胎兒蛋白（aFP）和電腦斷層來進一步確認，也有可能做核磁共振或血管攝影來確定是否能手術治療，也可能會做切片來得到病理報告。其實，在台灣由於切片率較外國為低，有時肝癌的診斷並不一定要做病理切片，對大於 2 公分的腫瘤可以用以下兩種方式獲得可靠地診斷：一種是三種影像檢查：電腦斷層、核磁共振及血管攝影，其中有兩項檢查一致顯示大於 2 公分，而且富於血管的腫瘤，另一種是影像學檢查合併甲型胎兒蛋白（AFP）大於 400ng/ml。

　　當腫瘤逐漸長大，右上腹部可能會產生疼痛或脹痛的現象，甚至可能會延伸到背部及肩膀，某些人還有可能在上腹部摸到有腫塊的現象。此外，肝癌也會導致腹部腫脹且有飽脹感，表現好像消化道的症狀，而有些患者可能會有發燒、噁心或黃疸的現象。黃疸是一種皮膚及眼白鞏膜變黃且有茶色尿。還有些肝癌可能造成肝門靜脈浸潤栓塞，也有可能出現腹水。總之有輕微症狀趕緊就醫檢查會讓後續的治療較簡單而有效。

以西醫手術治療延長存活率

目前手術治療是最有效的處理方式，通常單一較小的肝細胞癌，或偏向同一肝葉，都可以用外科手術切除，來達到不錯的治療效果，手術切除後的肝癌患者五年存活率可達 34% 以上。因此，如果一開始發現且屬於可以切除的肝癌，千萬不要輕易放棄，可以在手術後再來做各種預防復發的治療，這樣整個療程會比較順利而且簡單。術後一定要注意追蹤，較大顆的腫瘤切除後，常常有較高的復發率，可以在追蹤有異時，再追加栓塞治療或酒精硬化、電燒治療。

肝動脈栓塞術（TAE）：可用於暫時性治療破裂的肝癌，爭取時間以手術切除；也可合併化療藥物治療無法手術切除的腫瘤（TACE），其治療療效不比局部肝動脈注射化療藥物還差。很多人可能會多次進行栓塞術，但只要注意追蹤不要讓每次栓塞的範圍過大，以保護殘存的肝功能即可，栓塞後常會發生肝功能上升或發燒的併發症，可用中藥來幫忙處理。

經皮酒精注入硬化術：適用少於三個、小於 3 公分且無法以手術切除的肝癌，屬於緩解治療方法之一。

肝臟移植：目前技術算成熟，手術成功率不錯，但會有肝臟以外的復發率，因此仍不屬於常規治療的一部份。

放射治療：傳統放射治療在肝癌治療角色有限，因為肝臟細胞對放射劑量的耐受性低。不過，近年來的放射治療發展迅速，例如電腦刀便可以精準的方式投以放射治療，而且不傷害到正常細胞，只是所

費不貲。

無線電頻率燒灼（Radiofrequency ablation）：利用電流流過組織時因電阻產生熱的原理，使細胞變性治療肝腫瘤。除了能治療原發性肝癌外，也能夠治療繼發性肝癌。

一般認為肝癌化療效果不佳，而有些多標的標靶藥物如雷莎瓦有一定效果，美國臨床癌症醫學會（ASCO）曾發表針對亞太地區罹患晚期肝癌病人的藥物試驗發現，接受雷莎瓦治療的整體存活期可以延長；總之，原則上小的腫瘤以手術為優先，大的腫瘤可和醫師充分討論後再決定以何種治療較適當。

正確做中醫治療，不要誤信偏方

正因為肝癌化療效果不好，所以很多人轉而尋求中醫治療，但如果未經診斷辨證就直接服用偏方，其實是不太安全的一件事，雖然傳聞都會有成功的例子，但更多人反而引起腸胃不適或影響肝腎功能。正確的觀念是：無論使用何種治療方法，規律的超音波追蹤是共同溝通的平台，超音波檢查並無放射性，唯有檢查證實腫瘤改善才是真正有療效，口說是無憑的。

中醫認為肝癌的發生和肝氣不舒、氣滯血瘀、肝脾濕熱有關，隨這種疾病發展會出現肝腎陰虛的症狀，接受化療也會出現氣虛疲倦的現象，所以基本的治療可以用西洋參、黃耆補氣，山藥、石斛養陰，佛手、鬱金理氣，丹參、鱉甲活血，較常用抗肝癌的藥物有白花蛇舌草、半枝連、黃水茄等，特別是抗癌中草藥很多具有毒性，因此不建議自行服用，必須請醫師診斷辨證後才可以，而且要用相對脾胃的調

理來減少毒副作用的產生。

　　接受西醫其他介入治療的人常常會有燥熱的症狀，甚至肝功能上升或發燒，失眠、腸胃不適，或者遺留反覆發燒的問題。就中醫而言常屬於肝火犯胃或肝陰虛內熱的範圍，這時使用中醫辨證治療會有相當好的效果，含有青蒿素的青蒿或含有膠質及蛋白的鱉甲都是很好的清虛熱藥物，適當的選用可讓患者趕快恢復精神，避免進一步損害肝功能。

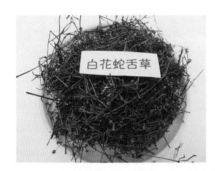
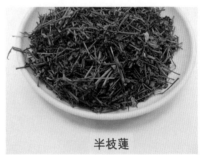

白花蛇舌草的性味微寒，半枝蓮的性味苦寒，兩種都是常見的抗癌藥物

肝癌的食療與保健

- **小米粥**：外科手術治療後飲食以清淡富營養為佳，避免高脂肪飲食，也要注意體重過重；如果是介入性治療，如：經動脈栓塞、射頻電燒、酒精硬化等，在術後常會有身熱、發燒、疲倦的症狀，這時候要注意喝水、充足的睡眠，可以吃一些小米粥或梨子汁、甘蔗汁等，小米粥富有營養的軟性食物，對中醫而言具有清虛熱作用，是以前北方人病後及產後常用的食療，由於不好烹煮，可以在餡餅粥館裏先買一週的量再分批加熱食用。

- **七葉膽茶**：術後都可能會肝功能短暫升高，可以泡七葉膽茶（絞股藍茶）來改善，疲倦的人可加入西洋參，西洋參可先用花旗參（粉光參）較不會有燥熱感。

- **蓮藕粉茶**：假如接受標靶治療常會出現腹瀉、皮膚紅疹等症狀，這時應少吃促進排便食物如香蕉、菠菜、豆腐、木瓜等，可以多吃四神湯或蓮子湯、或沖泡蓮藕粉等再搭配中藥治療。

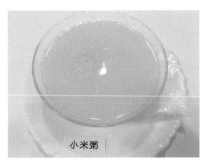

小米粥

小米粥富營養而且具有清虛熱作用，是很好的術後調養食物

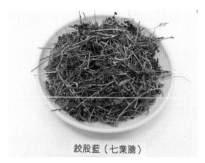

絞股藍（七葉膽）

七葉膽有益氣清虛熱作用，可以每日取3錢布包沖泡當茶飲用

有靜脈瘤的人勿吃過熱的食物

　　肝炎、肝硬化、肝癌是肝臟疾病三部曲，因此肝癌病友常兼有慢性肝炎及肝硬化的症狀，如疲勞、肋間脹痛、食道及胃的靜脈瘤、痔瘡、血小板減少出血，以及腹水等。如果是疲勞可多吃補氣食物，如魚湯、蛤蜊湯、黑木耳、西洋參等，肋間脹痛可以泡佛手柑茶。有靜脈瘤的人應該不要進食太熱的食物，也要注意把食物嚼碎和不要提重物。有出血傾向的人可以多吃新鮮的花生湯，因為花生衣（花生仁外面包著的一層膜）是一個很好的止血食物，也可以多吃蓮藕。如果有腹水可以多吃薏苡仁、四神（山藥、茯苓、芡實、薏苡仁），也可以多吃冬瓜湯、鯽魚湯或是用山藥加玉米粉煮粥，多吃菊科植物萵苣等，都會有不錯的療養身體兼利尿消水腫的作用。

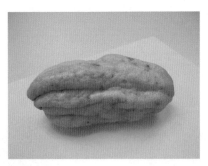

佛手柑性味苦辛微溫，具有疏肝理氣作用，可應用泡茶或精油芳療

❤️ 預防教室

▌控制體重、規律作息

　　根據肝病防治基金會估計，台灣每年約 7000 人死於肝癌，4000 人死於肝硬化，1000 人死於猛爆性肝炎，平均約 50 分鐘就有一個家庭因為肝病而失去至親。為了阻絕肝炎、肝硬化、肝癌三部曲，早期發現早期治療依然是最重要的事，有慢性肝炎的人最好每半年追蹤肝臟超音波，希望讓可以切除的肝細胞癌儘早發現，才能有最佳的預後。

　　為了預防慢性肝炎的進展，好好控制體重是很重要的，此外，還有規律的作息，不要晚睡，多運動和保持平順的心情，飲食上不要吃過油或過期以及長期醃製的食物，不要同時服用太多健康食品或藥物，會增加肝臟的負擔，要服用保健食品最好徵詢專業醫療人員的意見，才不會愛肝不成反害肝。

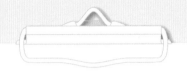

大腸癌

結腸直腸癌的早期症狀

1. 正常排便習慣改變、便秘、腹瀉。

2. 便中帶血或粘液。

3. 近期腹部持續脹氣或隱痛。

4. 原因不明的進行性貧血、消瘦、乏力。

5. 腹部可觸及腫塊等。

♡ 診間對話

在抗大腸癌的路上，保持健康向前

　　林桑是位中年歐吉桑，機車行的工作已交棒給兒子，平常閒來無事總愛和朋友聊聊天，順便喝上兩杯，講點政治八卦，高談闊論一番，他常說早年的抗爭運動，他是無役不與，標準的本土急先鋒，身體除了喝完酒有時痛風會發作外，平時連噴嚏都很少打。

　　不過，有一天林桑在廟口與朋友聊天時，正巧行動醫院來了，他跟著大家一起做了些健康篩檢，報告果然一切正常，連尿酸都剛好及格，唯一紅字就是大便潛血反應陽性，由於有痔瘡的病史，林桑便不以為意地繼續過著愜意的生活，直到老婆覺得他體重慢慢變輕，腰圍鬆了一些，才催促他到醫院做檢查。

　　在大腸鏡和超音波的報告出爐後，林桑覺得彩色的人生瞬間變成了黑白：降結腸惡性腺癌合併肝臟轉移。和腸胃科醫師商量過後，林桑拿出在街頭衝鋒的勇氣，決定放手一搏，快刀斬腫瘤。

　　第一次來中醫門診是剛開完刀的時候，老婆、兒子、女兒幾乎家人全員到齊，我看完病歷正準備說話時，發現林桑的女兒拿著筆準備紀錄，我笑笑說：「不用急著錄我的口供，待會兒會有一些單張的說明可以給妳參考。還好肝臟的轉移只有單一顆，所以手術過後是比較安全的，淋巴結轉移的狀況也不嚴重，只要把體質調好，趕緊順利地把化療做完就好了！」

　　林桑看起來如釋重負，臉上也露出了一點笑容，在接下來的療程

中，首先很阿莎力地把菸酒一概戒掉，很有規律地每天做運動，三餐飲食作息正常，依然常往廟口跑，碎碎念哪個朋友該運動了、哪個朋友還沒戒菸，很厲害的他在療程中體重一直保持正常，噁心、嘔吐也很少發生……

開刀完已經一年了，化療結束也已過了半年，這期間他還迎接了第一個孫子的誕生，上週來門診時帶著自己種的水果請大家吃，談著帶孫子的種種「甘苦辛酸」，喜樂滿足之情溢於言表，看著稍微發福的他，我提醒他：「該注意體重囉，千萬不能太胖，否則身體的代謝會變得不好。」他倒是很自豪的表示：「自從戒了菸酒、改變飲食習慣、注意運動之後，身體體力要比同齡的朋友好多了！」

的確，林桑他從不吃任何健康食品，從診斷到現在，表現的就好像是一個聽話的好學生，醫生說一句、他做一句，腫瘤指數CEA降低之後也一直保持在低點，腹腔超音波追蹤也很正常，如果他不說自己得了癌症，應該沒有人看得出來，因為現在的他看起來根本就像是一位健康的歐吉桑呢。

飲食習慣是致癌的主因！

有些腫瘤的發生率如肝癌，是會逐年下降的，但台灣隨著經濟發展、飲食習慣西化，大腸直腸癌的發生率卻隨之增加，台灣地區的發生率從 1979 年到 2007 年上升了快四倍，而且發生的年齡有逐漸年輕化的趨勢。2008 年統計資料結腸直腸癌的死亡人數為惡性腫瘤的第三名，約為乳癌的三倍，可見結腸直腸癌的威脅與日俱增。

大腸直腸是位於消化道的末端，廣義的大腸包括結腸和末端的直腸。結腸依次又可分段為盲腸、升結腸、橫結腸、降結腸、乙狀結腸等，附著在腸壁外的則是腸繫膜，內含血管、淋巴管、神經以及許多淋巴腺。大腸主要功能是水分的重吸收並讓糞便成形，並藉由蠕動幫助糞便排出。

約有 15％的大腸直腸癌有家族傾向。其他的可能危險因子有大腸息肉病史、潰瘍性大腸炎，還有經常攝取精緻食品、肉食、高脂肪低纖維、油炸食物者，一旦發生癌病變，最常轉移的位置是淋巴結、肝臟、肺臟、骨骼等。

中醫認為腸癌的發生與重口味的飲食、醃製類和過期變質的食物，在臟腑定位上會認為與大腸的氣滯血瘀，肝脾的濕熱膠結、食積、宿便有關，在治療上也會特別注意這些因素的調整。

■ 大便出血、體重減輕是主要症狀

大腸直腸癌的發生位置多在降結腸以下，約佔了 70~80％。常見的腫瘤症狀因為位置的不同而有所差異：直腸癌因接近肛門，較早即

會有血便、裡急後重、排便習性改變與大便變細等症狀，而降結腸因腸道腔管較細，糞便較為成形，較易引起腸阻塞，在升結腸則因腸腔橫徑較大，且糞便多還為流體，腫瘤常生長到很大才因缺鐵性貧血、腹部脹氣痛、體重減輕等症狀被發現，總括來說，如果有大便出血、大便細、腹痛、體重減輕等症狀，就應該趕緊就醫檢查。

　　一般最簡單的篩檢是糞便的潛血反應，可以用免疫法定量取得較精細而敏感的結果，現在國民健康局仍然在積極推動糞便潛血反應的篩檢，以期能提高早期大腸癌發現的比率，抽血檢查 CEA 雖然對大腸直腸癌不具特異性，在很多腸道的腫瘤及肺癌、乳癌都會上升，但是如果數值有異常升高一定得好好進一步檢查。

　　要確認是否為結腸直腸癌，在一般外科門診外科醫師也會做指檢來偵測有無腫瘤的發生，或是用硬式直腸鏡檢查，如果高度懷疑，便可能會安排灌腸做纖維大腸鏡的檢查，纖維大腸鏡是檢查兼切片的利器，如果有息肉也可能做息肉切除；萬一切片的病理報告為惡性，會進一步安排腹腔電腦斷層，腹腔電腦斷層並無法偵測早期大腸直腸癌，排檢查的目的是為了確認淋巴結及腹腔、肝臟是否有轉移性病灶，用以判定期數來做治療規劃，若有手術的話，會有更進一步的病理報告，並顯示腫瘤大小、淋巴轉移的數目與大小。

　　如果出現肝臟轉移可能會出現腹脹、黃疸、凝血功能異常等症狀，而腹膜的轉移可能會造成腹部的疼痛，增加診斷和治療的複雜性。

🩺 中西醫整合治療

以西醫保留肛門的手術為優先考量

手術是最佳的處理方式，一般會根據術前的評估決定要做何種手術，原則上會希望盡量保留肛門，所以要有足夠的安全切除距離。不過，中下部直腸的腫瘤切除可能要做永久性的人工肛門（腸造口），而其他結腸部位可能會做暫時性造口，等療程結束再接回；為了避免造成阻塞、出血等難處理的併發症，即使是有轉移性的腫瘤，緩解性的大腸腫瘤手術仍是必要的。

▌併服截瘤達要注意皮膚龜裂問題

化療在第二期以後的結腸直腸癌是必要的方式，通常持續半年以上，化療期間會引起疲倦、血球降低、腸胃道症狀，可以搭配中藥處理緩解不適。而對於高復發及轉移性結腸直腸癌，在化療後也可能轉成口服化療要繼續治療，例如常用的友復（UFUR）和截瘤達（Xeloda），其中截瘤達常引起腹瀉副作用，還有手掌腳掌皮膚龜裂的問題，尤其是皮膚的問題必須在還沒發生前就好好注意以乳液保養，多用保溼產品，特別是冬天天氣乾燥更要小心。

▌放療的副作用中醫調理可以緩解

放射線治療在直腸癌的使用很廣，包括單獨放射根除性治療，手術前或手術後治療等。術前放療可以將無法切除之大腫瘤經由照射縮

減體積，使手術切除變為可行，其他還包括可減少局部復發率，甚至偶爾會有放療後的手術病理報告已找不到惡性細胞的情形；放療的副作用包括局部疼痛、腹痛、腹瀉、放療性腸炎等症狀，一樣可以透過中醫調理來得到適當的緩解。

▋ 自費標靶藥物費用昂貴

使用單純標靶治療或標靶藥物合併化學治療也是相當有效的處理方式，缺點是如果健保不給付時所費不貲，目前結腸直腸癌常使用的標靶藥物有癌思停（Avastin）與爾必得舒（Erbitux）。

再以中醫六君子湯與甘露飲調理體質

在中醫學裡並沒有結腸直腸癌這個病名，但按照臨床上的表現，類似於腸積、腸癖、癥瘕等症，病因多為氣滯血瘀、溼熱膠結等，因此中醫在調理結腸直腸癌時，特別注重濕、熱、瘀等代謝不良狀況的去除，還有氣機的調理，並且要時時顧護正氣，如果脾胃的運化能力消失，也會導致升降氣機的紊亂，讓病變更容易發生；我們已經知道大腸癌變的發生，常常是一連續的基因突變失序而無法正常清除的因素，而且不只單一基因的作用，所以在使用標靶藥物時，有時也會遇到抗藥性的產生，如果能透過中藥對體質的調整，加上運動作息飲食上的注意，應該可以讓免疫清除突變的功能趨於正常，減少癌變的產生。

化療期間中醫一樣會以補脾氣、降胃氣為主，減少化療的副作用，

補脾氣最常用參苓白朮散或六君子湯，參苓白朮散內含四神湯的組成，易便秘的人要注意不要過量使用，或搭配其他藥物使用；放療期間則比較容易引起腹痛、腹瀉，這時對中醫而言夾雜有溼熱與虛的問題，會使用牡丹皮、蓮子、薏苡仁等藥物；而標靶藥物也常會引起過敏、紅疹、口腔潰瘍的問題，屬於氣陰虛有熱的狀態，清心蓮子飲或甘露飲是可以運用的，其實，除了食物以外，要使用中藥還是經由合格中醫師開立比較安全而且恰當。

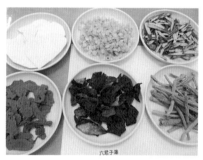

六君子湯組成為黨蔘、炒白朮、甘草、茯苓、薑半夏、陳皮，是一個基本的補氣處方，可以應用在藥膳的製作

結腸直腸癌的食療與保健

多吃排便食物，避免宿便堆積

　　結腸直腸癌的發生除了遺傳外，與日常飲食息息相關，因此飲食上的注意是很重要的，大便不順暢的人容易導致宿便、毒素的堆積，所以如果常便秘，排便不通的人，飲食上可以多吃幫助排便的食物，例如香蕉、木瓜、豆腐、菠菜、纖維食物等；在化療時也一樣可以泡黑糖薑茶，雙耳茶（黑木耳、白木耳煮後用果菜機絞碎當茶），並且注意攝取高維生素、高熱量及蛋白，盡量維持較為正常的體重，蛋白質的來源可以多吃鮮魚湯、蛋白、牛奶、豆漿等，紅肉則要注意不要高溫過度烹調，西洋參茶仍然可以配合飲用。

　　放療時容易有黏膜的損傷，可以多吃黑木耳、秋葵、海藻、紫菜、燕窩等食物，或使用黃精、山藥煮粥，也可以用西洋參、玉竹和絞股藍煮成茶飲，可以讓患者有精神又可以加速黏膜的癒合，會有類似速

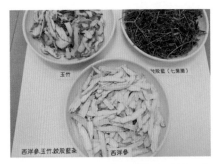

四神湯組成為山藥、芡實、薏苡仁、蓮子，是健脾燥濕的基本方，可取各三錢搭配食物做成藥膳

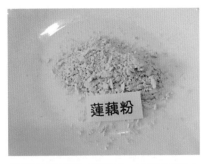

蓮藕粉是蓮藕的乾燥粉末，具有良好的止瀉作用，可應用沖成茶飲

養療（Sympt-X，成分為 L-Glutamine 左旋麩醯胺酸穀氨基酸）的效果；如果腹瀉的話可以煮四神湯（山藥、薏苡仁、蓮子、芡實）或蓮藕茶，或是沖泡蓮藕粉。

使用標靶藥物時，其食療方式類似放射治療，如果痘瘡嚴重可以用白菊花、薄荷、金銀花等煮茶喝，一般放射治療和標靶藥物治療時，身體會偏向有火氣，所以這個時候不可以吃太多高熱量食物或使用太多黃耆、紅棗等，以免火氣更大。

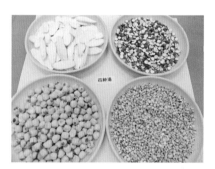

四神湯組成為山藥、芡實、薏苡仁、蓮子，是健脾燥濕的基本方，可取各三錢搭配食物做成藥膳

♥ 預防教室

▎開水喝得夠，天天吃蔬果，定時上廁所

結腸直腸癌的產生與飲食最相關，因此，從食物去調整是最直接的方式。整體來說，首先要注意體重的控制，不要吃油脂太高的東西，體重過重是健康的大敵，過油的飲食也常常和不健康的烹調方式有關。食物應盡量避免過度油炸、煎、烤，不要吃醃製過久的食物，也不要吃在冰箱存放過久的食物。在這種時候，節儉就不一定是美德，這也是我常常叮嚀婆婆媽媽們的話。

其次，要多攝取高纖食物，減少便秘，最好養成每天排便的習慣，我常說通暢的排便，不要憋尿，充足飲水，適當的排汗，這樣就是一個最好的排毒方式，而不是只靠排毒餐，如果有排便不暢的人，可以試著在每次上廁所時按壓天樞穴（肚臍兩旁水平約 4 指的寬度），左側的天樞穴會比較有效，多試試可以增加排便「一氣呵成」的效果，平時也可以多按壓足三里穴，足三里穴在兩腳膝下，足脛骨外側凹陷，穴區很大，是一個很好的保健穴道。

多喝水也是很重要的，盡量用白開水，才會有比較好的排毒效果，而且不要等口乾才喝水，覺得口乾時，已經是大腦感應發出訊號了，應該要養成固定時間飲水的習慣，如果能喝溫水更好，冰水會降低腸胃道的溫度，從而降低人的中心體溫，對免疫狀態及末梢循環都不好。以中醫的角度而言，尤其應該要避免晚上喝冰水，以免造成陰寒太重，

同樣的道理，晚上也不太適合吃過量寒性的水果，如西瓜、梨子、蓮霧、蕃茄、棗子、哈密瓜等。

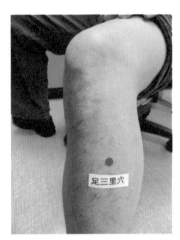

足三里穴兩腳各一，在兩腳膝下，足脛骨外側凹陷處，穴區很大，按摩或加熱敷可以強壯脾胃功能

頭頸部腫瘤

頭頸部癌症的早期症狀

1. 口腔潰瘍超過2週不癒。
2. 嘴唇、口腔或咽喉有腫脹。
3. 咀嚼困難或吞嚥疼痛。
4. 持續鼻塞或鼻出血。
5. 頸部或頜部腫脹。
6. 持續聲嘶或聲音改變。
7. 耳痛。
8. 伸舌受限。
9. 面部或上頜疼痛。
10. 口腔粘膜上異常的白色（粘膜白斑病）或紅色斑塊。

診間對話

千萬別放棄對放療敏感的頭頸部腫瘤⋯⋯

　　阿祥是個業務員，三十歲出頭的他才剛結婚，正是為家庭打拚的年紀，平常總是忙碌地拚應酬、衝業績，就好像忙碌的秒針一樣忙個沒停。一天明明只有二十四個小時，他卻能當成四十八個小時來忙，直到一次感冒鼻塞過後，被診斷出鼻咽癌3期，在錯愕之餘，以前匆忙的步調頓時嘎然而止，再加上同時合併的放療和化療，整個人暴瘦了10公斤，經過放射腫瘤科醫師介紹來到中醫門診，整個人病奄奄地，好像志氣被消磨殆盡的老將，基本的奢求只有每天能吃好一頓飯，好讓血球不要降的太低⋯⋯

　　看他這樣，真的很不忍心，於是我告訴他：「拿出衝業績的打拚精神來對抗腫瘤吧！中醫在體質上是可以幫得上忙的，所以不要輕易認輸，最要緊的還是為了家人！⋯⋯」

　　現在的阿祥早已撐過近40次的放射治療，體重和臉色也已恢復了光采，體能狀況甚至比同年紀的上班族要好很多，追蹤的電腦斷層顯示鼻咽一切正常，也沒有腫大的淋巴結，唯一跟以前不同的是，現在的他已經戒菸，不再熬夜加班，也更珍惜和家人相處的時光。

　　成功抗癌的先決條件是要有面對的勇氣，加上適當的體質調理、作息的改變和充足的睡眠，還有持之以恆的運動。

劉先生唾液腺癌發病前是個忙碌地修車廠老闆，現在的他是個快樂的登山族，副業才是幫兒子修修車；黃家媽媽得鼻咽癌以前是個菜籃股票族，每天忙著在號子裡廝殺，現在的她喜歡自己種菜，喜歡分享自家生產的雞蛋給門診醫師，雖然嘴裡還是唸著股票經⋯⋯

其實，頭頸部腫瘤是對放射治療相當敏感的癌症，在還沒有標靶藥物發明以前，早期的頭頸部腫瘤如鼻咽癌和早期的子宮頸癌就號稱是可以治癒的癌症，只要能夠勇敢面對治療，成功率是很高的⋯⋯

遠離菸和檳榔，可以避免致癌

　　這裡指的頭頸部癌包括鼻咽癌、口腔癌、口咽癌及下咽癌，也可以包含唾液腺癌，因為治療的過程類似，所以產生的副作用也類似，使用中藥調理的角度與用藥也差不多，所以我將之一併討論。依照 96 年的全國癌症登記資料，如果包含鼻咽、口腔、口咽、下咽部的惡性腫瘤，其發生率在男性超過 6000 人，比第三名的肺癌還多；在女性則相對較少，由此可見這類腫瘤是是男性健康的大敵，影響家庭及社會經濟甚鉅。

　　談到發生原因，一般認為與抽菸、嚼檳榔、吃烤炙食物有關，鼻咽癌還與東方人、遺傳相關；黏膜部位的缺損造成反覆發炎，也增加對上述致癌物刺激的敏感性，簡單來說，如果常常口腔潰瘍、嘴破的人仍不節制菸、檳榔的話，癌症的發生率，遠高於一般族群。

　　中醫對頭頸部癌的認識與頭面的熱毒結聚、氣滯血瘀、痰核流注、瘰瘤有關，大多表現出一個正虛邪實的狀態；鼻咽癌的表現多屬於肺熱壅滯、血熱，中醫還有一個名詞叫「失榮」。

　　「失榮」指的是發生於頸部、耳後的癌腫，類似頸部淋巴轉移癌或惡性淋巴瘤。其特點是頸部腫物堅硬如石，推之不移，皮色不變，身體漸瘦，因本病發展至後期，症狀看起來會面容憔悴，形體消瘦，狀如樹木之失去活力，枝枯皮焦，故名失榮。其性屬陰和瘰癧不同，瘰癧發病部位也在頸及耳後，但起病緩慢，結塊質較軟，推之活動，潰後有膿。

　　「失榮」比較可能呈現一個虛熱的狀態，而瘰癧則會偏向於一個

痰瘀結聚的診斷，在搜尋資料時不可以將頸部的腫塊硬套中醫病名想直接找方子治療，必須根據表現症狀有所區分，這樣也才符合中醫辨證論治的精神。

▋ 不明的分泌物及斑點都要小心

前面說過頭頸部癌包括鼻咽癌、口腔癌、口咽癌及下咽癌，也可以包含唾液腺癌，所表現的症狀也依腫瘤種類略有不同。鼻咽癌是東方人的大敵，鼻咽位於鼻腔後方，隨著腫瘤的生長可能一開始只是鼻塞的症狀，也可能腫瘤表面黏膜破皮以及潰瘍而引起出血現象，通常以鼻分泌物或是鼻涕倒流中帶有血絲來表現，出血量不一定很大，由於在台灣鼻炎是一個很常見的疾病，所以鼻咽癌的一些症狀，常顯得不具特異性，甚至很多都是頸部淋巴節腫大明顯才就醫診斷，如果淋巴腫超過 6 公分在疾病期別上會是第四期，增加治療的困難性與不適；口腔癌、口咽癌與菸、檳榔刺激物有關，尤其是在常有口腔潰瘍的人，例如經常嘴破火氣大的人，或是有不適當的假牙摩擦造成傷口，都要特別小心，一旦有不容易癒合的潰瘍，有發生變化的口內白斑或是凸出物，都應該請口腔外科的醫師幫忙檢查看看；下咽及聲帶的腫瘤常會出現聲音沙啞、吞嚥不適、疼痛或是局部淋巴腫大，唾液腺癌初起常會出現無痛性腫塊，與淋巴腫大類似，但如果腫塊偏硬就要小心就醫，萬一再出現顏面神經麻痺或是疼痛，就會高度懷疑神經已經受侵犯，必須趕快治療。

口腔顎面外科醫師的診察與切片，或是耳鼻喉科醫師的鼻咽鏡檢查與必要性的切片，都是診斷頭頸部癌的常用方式，如果是頸部出現腫塊，會先以超音波確認腫塊數目及大小，大於一公分或是持續變大

的腫塊必須以細針抽吸做細胞學檢驗或是切片做檢查，或是整個切除送病理報告，如果病理報告異常或發現惡性細胞，就必須進一步做電腦斷層或核磁共振檢查去界定期別，或是評估手術的可能性，由於頭頸部腫瘤的放療或合併放化療的治療效果不錯，但較多的放療劑量或是較大的放射範圍又容易造成嚴重的後遺症，因此早期診斷治療還是最重要的。

中西醫整合治療

西醫術後需努力復健、定期追蹤

鼻咽癌的西醫治療以放射治療或合併化放療為主，大約需進行 2 個月左右的療程，期間必須每週 5 天到醫院放射腫瘤科進行放射治療，如果同時進行化放療可能會出現皮膚及口腔的發炎反應，又合併化療所引起的腸胃不適及骨髓抑制，對患者而言是相當辛苦，必須好好調理腸胃問題及放射性炎症反應，才不會讓療程中斷。待療程結束後一、兩個月會再追蹤電腦斷層確認療效，追蹤期也必須固定用鼻咽鏡檢查鼻咽內部的狀況。

如果是口腔癌、咽癌及唾液腺癌可能都必須先手術，有些需要皮瓣重建，之後再進行化放療的療程，這中間可能涉及耳鼻喉科、放射腫瘤科、血液腫瘤科、整形外科等多團隊的合作，甚至在療程結束後必須復健科配合做相關的語言及吞嚥復健，需要患者及家屬與醫療團隊合作，一起堅強的面對。雖然在強度調控的放射治療技術進展之後，

已經大幅減少放射治療的傷害，但只要是放療還是免不了會引起放療性口腔炎、口乾、潰瘍、牙關緊等問題，這時候還是需要營養科及中醫的介入，努力撐過治療期。

中藥泡茶飲用、漱口

由於頭頸部腫瘤普遍對放射治療相當具敏感性，因此放療是治療的有效手段，有些初診斷者會擔心副作用而畏縮逃避，最後反而讓疾病更難控制，因此，我還是鼓勵病友們勇敢面對治療，再用中藥來消除治療副作用。

一般來說，在放療一週後便開始會出現口乾、口水黏的症狀，口腔炎的症狀可能會在 4~5 週後進入高峰，也可能會出現多發潰瘍、融合成片或出血，如果能及早注意，就可以盡量避免因為嚴重的口腔炎造成體重下降太多，有人會用麩氨酸（Glutamine）或補充鋅製劑，中醫則會用養陰清熱解毒的方式來處理，例如絞股藍、水梨、板藍根、蘆根、石斛、知母等，建議還是由醫師根據不同階段開立適當的藥物比較妥當，也可以用中藥沖泡成茶飲頻漱口，並當茶飲用。

局部皮膚放療傷口可以在每次放療結束後，塗抹滅菌的蘆薈製劑，要注意蘆薈避免使用生品，以免有生菌及感染的問題；如果是化療引

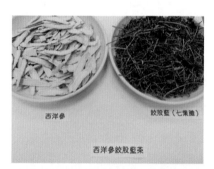

西洋參加絞股藍茶可以清熱生津益氣，每日可使用西洋參及絞股藍各3錢，加水1000CC煮開即關火，待涼後當茶飲用，注意西洋參清熱效果較佳，不要用東洋參或吉林參

起腸胃不適及血球低下，因為也同時存在口乾的問題，所以在用藥時必須注意不可過於溫燥，一般常用的黃耆在這個時候就應該避免使用，可以沖泡西洋參加絞股藍茶。

在療程結束進入追蹤期時，大部分患者仍然殘存著口乾的問題，西藥 salagen 雖然可以增加唾液分泌，但常會有明顯心悸冒汗的副作用，這時中醫會增加活血化瘀藥的使用，配合原本的益氣養陰清熱生津的藥物，來達到更好的輔助效果。

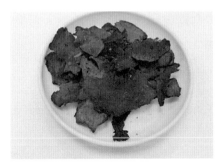

何首烏不會燥熱，研究顯示是含鋅量高的中藥，可做為放療後的藥膳使用

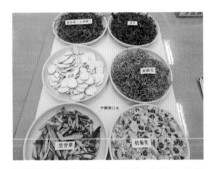

可應用中藥如白菊花、薄荷、甘草、金銀花、白芷各一錢半包煎，加水1000CC煮開後熄火，待涼後當漱口水及茶頻飲用

頭頸部癌的食療與保健

適時補充鋅及中藥茶飲可幫助緩解術後不適

　　治療期的食療主要是針對放療為主，由於放射治療被視為是一種熱毒，容易產生毒熱傷津造成口乾、口腔炎、皮膚炎等症狀，因此多吃一些養陰清熱的食物是放療期間的飲食方針，例如金銀花茶、薄荷茶、水梨燉煮冰糖白木耳、絞股藍茶等，食物則以清淡富營養為主，要注意蛋白質的攝取量，因為放療久了以後，仍然會造成骨髓抑制血球低下，而且口腔黏膜的癒合也需要大量蛋白質，口腔的清潔十分重要，除了喝白開水以外最好都能漱口，漱口可以用綠茶水，也可以應用中藥如白菊花、薄荷、甘草、金銀花等當漱口水及茶飲用，補充鋅錠及麩氨酸（速養療）對黏膜癒合也有幫忙，同樣也可以使用鋅含量豐富的何首烏或是富含胺基酸的黃精，都會有不錯的效果。

　　在療程結束之後的追蹤期由於仍然會殘存唾液不足口乾症狀，許多病友仍然需要一邊配水才能進食固體食物，因此，體重是不太可能恢復到治療前的體重，特別是治療前體重過胖的人，一般而言，只要胃口正常，精神體力良好即可，追蹤期還是可以多吃滋潤性食物，如豆漿、牛奶、黑白木耳、百合、紫菜等，放療後頸部痠痛還有口腔粘膜暗瘀則要注意多運動、喝水來增加循環。

❤️➕ 預防教室

▌少吃醃漬、燒烤食物

　　鼻咽癌預防要注意盡量避免油煙、香菸、蚊香，減少鼻炎症狀，也要避免吃一些醃鹽製品、燻肉、發酵食品，有不正常的鼻出血、複視、頸部腫塊、持續性鼻塞最好要就醫治療，請醫師幫忙用鼻咽鏡檢查看看；口腔及口咽的癌症預防則要注意避免慢性不癒的口腔潰瘍，戒除檳榔、抽煙等，尤其應該特別注意口腔內黏膜有傷口時不要再接觸致癌物，因為此時正是黏膜缺乏保護性的時候，致癌物特別容易造成影響，如果已經診斷癌症又無法戒除菸酒檳榔的話，復發率是很高的；飲食上一樣要注意醃製及燒烤的食物不要過量，減少食物變質的機會，此外定期接受口腔外科醫師的篩檢也是很重要的，在癌症的政策實務上，永遠都是預防勝於治療的。

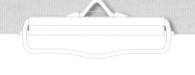

子宮頸癌

子宮頸癌的早期症狀

1. **疼痛**：癌腫壓迫了骨盆腔內的神經，出現下腹、下腰或大腿的疼痛；如果癌瘤侵犯了直腸，早期症狀又可出現大便不暢，肛門墜脹，如果它壓迫到了膀胱，早期症狀則會出現尿頻、尿急、尿痛和血尿。

2. **陰道不規則流血**：通常出現在夫妻行房後或大便後發生，初期，出血量較少，並可經常自行停止。

3. **陰道分泌物增多**：主要是指白帶增多，早期症狀具有特殊的臭味，有的患者還可由此繼發外陰炎。

4. **子宮頸癌的轉移**：這時可能會出現腹脹、貧血、消瘦、發熱等。

不是只有腫瘤才重要……

　　阿香是一個賢慧的家庭主婦，從外表就看得出來，為什麼要加上「賢慧」的字眼呢？

　　這是因為在純樸的農村裡，賢慧的家庭主婦們每天總是有一堆事情可做，不但從早忙到晚，一旦忙過了吃飯的時間，就匆匆的將桌上所有的剩菜剩飯全裝進肚子裡，有時連盤底都不放過，也因此，婚結越久，原本合宜的身材也就慢慢變的「不可動搖」了。

　　阿香，正是這種典型的賢慧婦人，如果不是陰錯陽差陪人到衛生所，順道做了子宮頸抹片檢查，也許她就這樣保持著「好身材」直到更年期。

　　記得她一開始的BMI值（體重除以身高的平方）好像大於35，體重超過90公斤，子宮頸癌剛手術過後，婦科主治醫師預計要加上化放療的療程，便請她來中醫調整體質。

　　在手術前的抽血發現阿香的血糖三百多，糖化血色素（三個月的血糖指標，標準小於6.5）高達11點多，我開玩笑的問她：「一定是因為沒有飲食控制，『菜尾』吃太多了喔？」

　　阿香不好意思的笑了笑，回答我：「啊～就捨不得丟嘛，那些菜喔，丟掉會遭天打雷劈的啦。」

　　説的當然有理，浪費食物是不對的，但，總可以煮少一點吧。更何況，現在身體有了警訊，如果再不節制，怕會製造出更大的問題。

於是，我跟阿香說：「這樣不好啦，如果真的捨不得，就少煮一點嘛，不然每天身體突然湧進大量高油高熱量食物，會讓體內胰島素慢慢疲累，造成量的不足和受體的疲乏，要是身體不控制好，合併化放療期間會很容易感染的。」

　　我看著阿香，她臉上明顯的寫著「似懂非懂」的疑惑，為了能夠讓她更明白，我試著用更簡單的方式跟她說：

　　「現在，妳已經被診斷出來有腫瘤了，如果在這個時候，妳又得了其他慢性病，或者代謝性疾病，那對我們治療腫瘤反而更不利，而且，這些慢性病和代謝性疾病對身體健康的影響有時比腫瘤本身還大，妳應該不希望在腫瘤有希望治好的情況下，反而得了治不好的慢性病吧？」

　　阿香聽了，用力的點頭，我鬆了一口氣，因為她總算懂了。

　　半年過去了，阿香已經順利的完成合併化放療的療程，經過半年的調養、飲食習慣的改善，加上自己持之以恆的運動，體重從原本破90公斤減輕到70幾公斤，雖然BMI值還是有30左右，但是血糖值已經降到接近正常值，糖化血色素也降得不錯，子宮頸抹片及影像檢查一切正常，就連阿香自己也說：「現在雖然還是忙得很起勁，但是覺得精神還比開刀前更好，感覺『輕』鬆多了！」

病毒感染是發病的主要原因！

　　子宮頸癌是女性同胞的重要疾病，連知名港星梅艷芳都因子宮頸癌而辭世，這是很可惜的事，因為只要普及子宮頸抹片，增加原位癌和早期癌的比率，因為原位癌和早期癌的治癒率都幾近百分之百，如此便可以大幅下降子宮頸癌的死亡率。以民國 96 年計算不含原位癌的子宮頸癌佔女性十大癌症的第 8 名，如果包含原位癌的子宮頸癌則竄升到第 2 名，96 年有 5252 新診斷病例，其中原位癌佔 3503 人，這要多虧宣導子宮頸抹片的成效，能夠得到早期診斷治療，否則後果都不堪設想。

▍早期症狀不明顯，抹片檢查更重要

　　子宮頸癌發生大部分是經由性行為感染人類乳突病毒所致，有性經驗的婦女感染人類乳突病毒很常見，根據調查，一般健康婦女人類乳突病毒感染盛行率約在 9~20％，推估婦女終其一生約有 50％的機會感染人類乳突病毒。

　　然而，一般婦女在感染後大多會自行痊癒，僅有少部分持續感染者，會於日後發生子宮頸癌前病變，甚至轉為子宮頸癌。

　　子宮頸癌的早期症狀有時並不明顯，所以必須藉由抹片定期篩檢，但一般婦女若有出現非特異性白帶分泌物，或者出現不正常出血或性交後出血等不尋常的症狀就必須趕緊積極就醫。

　　目前來說，子宮頸抹片是篩檢子宮頸病變的基本方法，如果抹片懷疑異常或醫師已經高度懷疑是子宮頸癌的病灶，可能經由目視或陰

道鏡檢查直接觀察子宮頸並對可疑的病灶進行切片。一般而言，切片能夠得到比抹片更肯定的答案。如果還有疑慮，婦產科醫師會採用子宮頸錐狀手術切除來進一步診斷治療。

子宮頸癌的腫瘤指標 SCC-Ag 是對於鱗狀上皮癌的指標，CA125 及 CEA 是對於腺細胞癌的指標，可以作為治療前評估，如果治療前腫瘤指標超出正常值的病患，治療後也可以使用該指標評估治療效果及做為追蹤的工具。

切片診斷陽性的患者必須接受一些檢查來確認期別，包括胸部 X 光，腹部及骨盆腔電腦斷層，來確認膀胱及直腸的可能侵襲，依此作為治療及手術的評估。

對於一些模稜兩可的子宮頸抹片結果，如果切片結果為良性，必須要小心追蹤，不可大意，務必在追蹤幾次正常之後，才拉長追蹤時間，畢竟早期與晚期的治療結果相差甚多。

子宮頸癌屬於中醫帶下、漏症、癥瘕類的範疇。中醫的觀念認為病因是由臟腑氣血失調，濕毒內侵，蘊積於下，損傷沖任二脈而成。說來似乎有點文言，簡單來說，就是氣血不流暢造成沖任二脈受傷，形成積聚腫瘤，沖任二脈皆起於女子胞中，與女性疾病息息相關。

💗 **中西醫整合治療**

西醫治療並不一定要拿掉子宮

　　子宮頸癌的臨床分期一般可以分為原位癌（又名零期）及一、二、三、四期。

　　零期癌指的是上皮細胞之退化現象；一期子宮頸癌局限於子宮頸；二期子宮頸癌指的是向陰道或骨盆方向之侵犯；三期會有骨盆腔器之侵犯；四期會造成膀胱或直腸侵犯，或遠端器官之侵犯。

　　其中治療效果最好，幾乎有百分之百治癒率的子宮頸癌病變是子宮頸原位癌，由於近年來抹片普及後，可以預期原位零期癌診斷年齡會下降，換句話說，會有越來越多年輕生育期婦女篩檢出原位癌病灶。

　　如果考慮仍要生產，可與醫師討論是否只做環錐狀切除，只要範圍已涵蓋癌化細胞，其實是可以避免開腸剖腹的子宮全切除術。

▌初期的子宮頸癌有較好的療效

　　一期或二期子宮頸癌可以選用手術或放射治療，較新式手術可以盡量避免神經傷害，也比較不會造成傳統手術後大小便困難的副作用，但是，根除性的摘除手術是否盡可能保存器官及功能，必須與醫師好好溝通；此外，放射治療普遍用於子宮頸癌，有其重要的角色，在初期的子宮頸癌可以進行體腔內放射治療，這種治療方式能涵蓋腫瘤範圍，得到很好的療效，如果無法涵蓋所有的腫瘤範圍，則需要合併體外放射治療和體腔內放射治療；而三期及四期的子宮頸癌合併化

放療還是最好的治療方式。

放射治療可能會出現的副作用包括腹瀉、下腹部疼痛，或裡急後重感，此外，病患可能也會出現泌尿道症狀，如尿急、多尿、夜尿等。範圍大的放射治療可能出現明顯的直腸炎及膀胱炎，甚至出現陰道狹窄，膀胱炎會出現頻尿及血尿、血塊的症狀，是相當惱人的副作用。

中醫調理可維持體力，活血通絡

雖然各期子宮頸癌均可採用中醫治療，但尚不能代替化放療或手術治療，中醫中藥在此的角色是作為體質綜合治療的方法之一，僅針對個別患者，因全身情況不能接受放療，或已無法施行手術，才採用單獨中藥治療。

做為綜合治療或化放療輔助時，中醫著重在脾胃氣的升發與調降，使腸胃功能及體重儘量保持正常，以維持良好的體力；如果側重在腫瘤的處理時，中藥的使用轉而以調氣理氣，散瘀消積，活血通絡為主，再加上抗癌藥物的配伍，希望能加強對癌瘤的控制。

而合併化療時的中藥使用，一樣是以六君子湯或橘皮竹茹湯加減生薑、枳實、麥芽、雞內金等，健脾胃降逆的藥物為主。如果嘔吐劇烈，可能會用到重鎮降逆的藥物，不過，既然是處方使用藥物，就必須由醫師診斷後才可以給予，千萬不可自行試用，要是用藥寒熱相反就得不償失了。

膀胱炎是放療可能出現的副作用，在多喝水的前提下，中醫可能會認為下焦有溼熱或是血分有熱，可以使用如清心蓮子飲或是白茅根、薏苡仁、牡丹皮等，但是要注意苦寒清熱藥物不可使用過久，以

免傷害脾胃功能，尤其是患者正合併化放療時。

清心蓮子飲出自宋朝太平惠民和劑局方，組成為黃
芩、麥冬去心、地骨皮、車前子、甘草、石蓮肉去
心、白茯苓、黃耆蜜炙、人參，有清心利濕，益氣養
陰的效果。可以治療疲倦、口乾、尿道發炎等症狀，
但必須由醫師診斷處方使用。

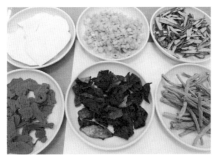

六君子湯是止嘔、補氣的基本方，但是要小心
放療時可能會加重口乾症狀，必須經由醫師診
斷處方使用

子宮頸癌的食療與保健

▌ 化療時必須食療加穴道按摩

　　較常使用的化療藥物是 Cisplation、bleomycin 及 vincristin，其中 cisplatin 在一般劑量時會引起嘔吐、腎功能異常，以及輕度到中度的周邊神經病變。Vincristin（長春花鹼）的常見副作用也是腸胃道及神

經症狀。

如果嘔吐時可以泡黑糖薑茶，或者在煮湯時可以多放點薑絲，蒸魚時可以加點檸檬或梅汁，配合少量多餐，可以有不錯的效果，盡量不要一吃完飯就去躺著，可以適當的走動。也可以按摩手內關穴，內關穴在雙手內側掌橫紋上 3 指幅處，正在 2 條筋之間，也是暈車嘔吐的常用穴道，如果有手麻的問題也可以應用內關穴，再配合多拍手、適當泡溫水或熱敷。

▍放療時加食療利尿消炎

放療時可能併發腸炎或膀胱炎，這時候的飲食應該清淡富營養，但還要注意蛋白質的攝取，以免放射治療久了會有疲倦的感覺，如果腹瀉可以煮四神湯或單煮蓮子湯，也可以多攝取黑木耳、薏苡仁、南瓜等健脾利濕止瀉的食物；膀胱炎時會有頻尿、尿熱、澀痛、下腹不適等惱人症狀，甚至影響睡眠，多喝水是解決膀胱炎的基本方法，此外，煮個薑絲冬瓜湯、蘆筍湯都可以有利尿消炎的效果。

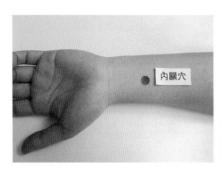

內關穴在雙手內側掌橫紋上3指幅處，正在2條筋之間，是暈車嘔吐的常用穴道，按摩時力道可輕重交替，不要持續重壓

▋ 術後：三仁通便茶解決排便問題

　　手術過後常會有大便難解或小便不利、殘尿的問題，尤其是早年接受手術的病友，有些還會有下肢淋巴腫脹甚至併發蜂窩性組織炎；如果大便不暢的人可以泡三仁通便茶（杏仁、火麻仁、柏子仁各2錢搗碎布包，泡熱水飲用），或是應用一些通便的食物，例如菠菜、蜂蜜、豆腐、木瓜、香蕉等，也可以做穴位按摩，如天樞穴（肚臍水平兩側三指幅的地方，左側的穴位較有效）、足三里穴（雙腳膝下脛骨外側凹陷的地方）；小便不順暢難解常會造成殘尿，有時併發慢性膀胱炎讓膀胱壁變厚，食物食療的應用可以選用玉米湯、白木耳、大白菜等，病程久虛冷畏寒的人，可以用山萸肉煮粥（山萸肉15～20克，粳米60克，白糖適量，山萸肉洗淨，去核，與粳米同入沙鍋煮粥，待粥將熟時，加入白糖，稍煮即成。）

　　其他食療與一般腫瘤禁忌症相同，雖然子宮頸癌也是女性同胞特有腫瘤，但與荷爾蒙並無相關，所以山藥、豆漿、蜂王乳等是不用特別禁忌的。

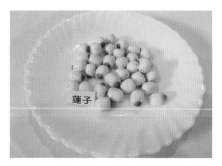

蓮子具有止瀉、健脾、清心安神的效果，可以單煮蓮子湯或搭配四神湯使用

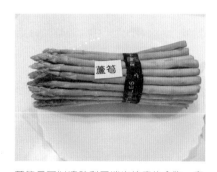

蘆筍是可以清熱利尿消炎抗癌的食物，煮茶飲時不用削皮，很適合放療時飲用

定期做好抹片檢查

自從積極推動子宮頸抹片篩檢以來，可以看到原位癌的發現率逐

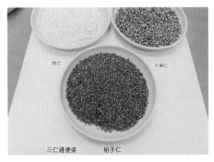

三仁通便茶為杏仁、火麻仁、柏子仁各2錢搗碎布包，可沖泡熱水當茶飲用，改善便秘的問題

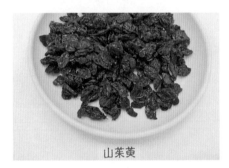

山茱萸是六味地黃丸的組成之一，具有豐富營養價值，可應用在補虛、頻尿、腰痠等方面，煮粥或燉煮食物都相當適宜

漸提高，預防已經初步看到成效，但根據調查顯示，有 3-4 成的女性不知道每年可以免費做抹片，更有 7-8 成的女性不清楚子宮頸癌的發生原因，因此，女性同胞仍不可輕忽子宮頸癌的危險性，畢竟不同期別的治療相差甚遠，早期診斷治療還是不變的鐵則。

子宮頸癌早期無症狀，得靠定期抹片，早期發現、早期治療。如果偶見不正常出血、性行為後出血或是漿液白帶呈血色、腰背部、臀部疼痛等，都可能是子宮頸癌症狀，一定要進一步檢查，男性朋友也必須提醒身旁女性，不要排斥抹片篩檢，一旦發現異常更毋需緊張過度而逃離治療。

胡蘿蔔素和維生素 C 可預防病毒感染

　　營養素的補充與預防人類乳突瘤病毒感染具有相關性，有報告顯示多攝取胡蘿蔔素和維生素 C 具有預防病毒感染的效果，可能與它抗氧化及調節免疫功能有關，胡蘿素食物，包括胡蘿蔔、橘黃色的蔬果，例如南瓜、紅甘藷、柑橘類葉等，深綠色的蔬菜，包括油菜、茼蒿、韭菜花、芥蘭、蕃薯葉等，都含有豐富的胡蘿蔔素，一般人至少每天要吃一份黃色或綠色蔬菜。

　　近來流行的子宮頸癌疫苗又稱 HPV（Human Papillomavirus）疫苗，它是一種注射針劑的疫苗，用來預防最常見的高危險人類乳突病毒第 16、18 型，以及最常見的低危險人類乳突病毒第 6、11 型。

　　原則上 9 歲至 26 歲沒有性經驗之女性，施打子宮頸癌疫苗可以獲得疫苗保護之最大效益，都被建議可以接種 HPV 疫苗，如果已懷孕的女性或正罹患子宮頸癌或癌前期的女性則不適合施打。

　　子宮頸癌疫苗建議於 6 個月內施打 3 劑，3 劑的費用共約 12000 元。因為疫苗的研究僅達 5 年，所以預估疫苗保護力至少可達到 5 年，目前國際間仍持續觀察疫苗的長期效果。

胃癌

常見胃癌的併發症

1. 當併發消化道出血，可出現頭暈、心悸、柏油狀大便、嘔吐咖啡色物。
2. 胃癌腹腔轉移會使膽總管受壓時，可出現黃疸，大便呈陶土色。
3. 合併幽門梗阻，可能會出現嘔吐，上腹部見擴張之胃型、聞及震水聲。
4. 癌腫穿孔致彌漫性腹膜炎，可能會出現腹肌板樣僵硬、腹部壓痛等腹膜刺激症。
5. 形成胃腸瘺管，見排出不消化食物。

💙 診間對話

永遠無法完成的夢

　　由於時代的變遷，年輕族群工作壓力大，又特別愛熬夜晚睡，再加上嗜食烤炸食物，讓一向死亡率排名比發生率排名還高的胃癌逐漸年輕化，成為年輕生命的殺手。

　　阿麗不到30歲，學生時代曾是游泳健將，畢業後擔任貿易業務工作，常常台北台南奔波，趕時間的她，正餐常常以速食果腹，而且吃飯速度超快，工作上的應酬更是培養出她的好酒量，每回和客戶談業務時，拚個幾瓶酒是常有的事，充沛的體力讓她業績總是名列前茅，眼看升職當主管已是輕而易舉，她也一副志在必得的樣子。

　　放假時，好人緣的她最愛呼朋引伴去逛夜市、吃燒烤，長時間在外工作、應酬、交遊的結果，不但飲食不正常，就連喝水也大多以飲料代替，這樣的生活一直周而復始，她也習以為常。

　　但漸漸的，她發現有時因為工作忙碌誤餐時，胃部就會隱隱作痛，這種情況久了，她索性買成藥帶在身邊，一痛就吃，一顆止不了痛，就吃兩顆；兩顆止不了痛，就吃三顆，直到吃藥已無法緩解她的胃痛時，她才驚覺自己已經瘦了一圈。

　　姐妹們擔心她的身體，三催四請的抓著她到醫院做檢查，醫師建議她應該做個胃鏡檢查看看，偏偏她的工作滿檔，以工作為主的她，根本騰不出時間來做，最後決定先帶藥回家吃吃看。

　　也許是飲食開始節制的關係，服了醫院的藥物之後倒有一陣子

胃痛不再作怪，讓她更有打拚的鬥志，體重也逐漸回升，直到有一個夜晚，阿麗在一陣突如其來的胃痛中驚醒，在家吃藥之後還是不見緩解，只好重新到醫院門診就診，這次乖乖地接受醫師的安排做了胃鏡，本來阿麗以為自己應該是胃潰瘍，沒想到醫師卻帶來不同的報告結果。

「你是說我得了胃癌？」阿麗不敢置信的搖搖頭。

她實在不能相信，才二十多歲的年紀，竟然會得到「胃癌」，這個對她而言全然陌生的疾病。她頹喪地回到公司，和幾個要好的姐妹淘講起了這個晴天霹靂的消息，也在和同學兼死黨阿惠聊了一整夜之後，樂觀的阿麗決定勇敢接受手術，並且計畫術後和阿惠一起去從小夢想的歐洲玩個10天半個月，好好享受生活和青春。

醫師的宣告就好像殘酷的劊子手，再一次重擊了她，電腦斷層的結果顯示腹腔有腹水，而且肝臟也有多處轉移，醫師建議她最好趕快做化療，時間似乎不容許她做環遊歐洲的大夢，只能辭掉工作開始一連串的化療療程，然而，最愛跟她開玩笑的老天，卻在幾次化療之後，因為進食狀況不好，抵抗力差併發感染，奪走了她年輕的生命，留下一個永遠也無法完成的夢……

少接觸致癌食物，可避免胃癌發生

以民國 96 年為例，胃癌大約佔所有癌症發生率的第 7 名，約有 4%，食道癌則少於 1%，但是死亡率卻分居所有癌症死亡的第 5 名和第 9 名，合計約 3900 人，是乳癌的 2 倍多，二者防治、檢查與治療的重要性可見一般。

胃癌與食道癌二者的發生與治療並不完全相同，但因為同居於消化道上部，中醫的介入及注意事項有類似之處，所以放在一起說明。

食道癌可以分成鱗狀上皮型和腺癌型，危險因子可以有營養狀況，接觸致癌物如酒精性飲料、抽菸、過熱飲料、放射線、石棉、亞硝酸胺等，還有一些特殊性疾病，如食道擴張不全（achalasia）、逆流性食道炎（reflux esophagitis）、Barrett's esophagus 等；而胃癌的發生率其實在最近 10 年有略為下降，原因一般認為不明，我想可能和飲食習慣的改變，少吃醃製類食物，還有臨床上有較多的胃炎、胃潰瘍甚至是幽門螺旋桿菌等受到治療，減少胃發炎有關；胃癌以腺癌為主，其危險因子與煙燻、醃製食物和過熱食物，亞硝酸鹽，胃腺瘤的發生，幽門螺旋桿菌感染等相關，胃癌的發生在智利、日本較高，但是日本人移居美國之後發生率則下降，可見還是與環境因素相關。

▌飲食不節，氣機失調

中醫古時沒有食道癌的說法，相類似的名詞如「噎膈」、「反胃」、「關格」等，「噎膈」、「噎」是指吞咽時梗阻難下；「膈」係胸膈阻塞，食後吐出，甚或飲食不下。發病可分為內外兩大因素，外因多

為六淫侵襲、寒濕失調、飲食不節、貪戀酒物等；內因則包括陰陽不和，七情鬱結，臟腑內虛，氣滯血瘀，頑痰惡血等，其中也特別強調情志、痰結對疾病的影響，因此，有所謂情志不舒，則肝失疏泄，而氣機鬱結；飲食不節，則胃氣失調，痰濁內生，說明飲食種類與情緒因素對疾病生成的重大影響；至於胃癌中醫則可能歸屬於「胃脘痛」、「反胃」、「膈氣」等範圍，其發生的原因一樣與「七情」所傷，或「六淫」太過有關，致病機轉與食道癌是類似的。

▌ 吞嚥困難是食道癌最初的症狀

食道癌的臨床症狀常表現漸進性吞嚥困難，先是固體食物吞嚥困難，然後液體，有時會與硬皮症、多發性肌炎、或單純性食道發炎，甚至是腦血管意外、腦幹症狀等混淆，如果併有體重減輕就一定要想到食道癌這個可能的鑑別診斷。

經由詳細的探問病史及理學檢查，可以略知食道癌的局部病況，甚至癌症轉移的部位；當然，確切的病理診斷仍需借助食道內視鏡取得檢體做切片報告。

診斷上必須做的檢查還有胸部 X 光，電腦斷層，若有骨頭疼痛還必須做核醫骨掃描來確認腫瘤分期，若病患的食道癌位於食道的上三分之一或食道的中段，則支氣管鏡檢必須列為例行檢查項目，以排除食道癌侵犯氣管的可能。假如每次進食流質或喝水都會引起咳嗽，可能導致肺炎的發生。

當腫瘤侵犯到旁邊的大動脈時，會使大動脈出血而致命，侵犯到喉返神經則有聲音沙啞等，這時也可以用內視鏡超音波檢查看出食道

癌侵犯的層次，提供分期之參考。

▍胃癌和消化道潰瘍易混淆，要特別小心

　　胃癌早期大多數的病人不會有症狀，和一般消化性胃病極為相似，常見的臨床症狀即一般人所謂的消化不良，肚子不大舒服或是上腹部脹痛不適，伴有輕微的噁心、泛酸反胃、灼熱感、腹脹、打嗝、食慾不振、胃口改變、全身倦怠無力或者是下痢等，如果未做胃鏡檢查或未適當的切片，可能會被當胃潰瘍治療多年，甚至到處求醫，因此若有胃部症狀反覆治療未癒，或是合併體重減輕、貧血、嘔血、解黑便情況，都應該趕緊就醫檢查，以免錯失治療黃金期，畢竟淋巴結的轉移狀況關係重大。在日本雖然胃癌的發生率高，但是日本普及的胃鏡檢查卻讓檢查出的胃癌病例中有一半以上是早期癌，大大提高了整體的治療率與存活率，也減少後續的政府醫療支出，這是我們應該努力的目標；如果胃鏡檢查有懷疑胃癌的病灶，醫師會採樣切片進行病理檢查，如果病理報告證實，就必須進一步用電腦斷層確認淋巴的狀況與肝臟、腹腔的情形，有時需要加上核醫骨頭掃描來確定期別。

西醫早期胃癌手術治療存活率達八、九成

手術是治療胃癌的最佳方式，尤其是早期胃癌手術後的 5 年存活率可以達到八、九成以上，可惜台灣的早期胃癌患者僅占 20%，相較於日本大於 50%的發現率仍有很大的診斷努力空間。

使用手術將腫瘤及其周圍組織及淋巴腺切除，是控制腫瘤避免併發症，如阻塞、出血或穿孔的較好方法。假如已知是一至三期的病患，若無其他重大問題不能接受手術，都會勸告接受外科處置。

由於淋巴的關係，一般外科醫師都會直接做全胃切除手術，包括淋巴結、附近的組織都必須做根除性切除，在二期以上的患者可能要追加化療或放療或同時合併化放療；化學療法的副作用決定於抗癌藥劑本身的藥理作用、給予的藥量、方式和時間長短。

大致上說來，以消化道的症狀最為常見，包含消化不良、嘔吐、噁心，失去食慾，口腔潰瘍等。其他常見的問題有掉髮，疲憊等，可以透過飲食或中藥調理來緩解。

▌無法忍受化放療可試著用標靶藥物

至於放射治療在胃癌較處於輔助地位，通常與化療一起實施，可能出現口乾、大便異常等副作用，而胃癌的標靶藥物可能會應用癌思停（Avastin）或爾必得舒（Erbitux），可以先做受體的檢測，一般來說，標靶治療對於晚期胃癌病人拒絕接受化學治療、無法忍受化學治療的

副作用，或是對化學治療無效時，標靶治療或許是另一種選擇。

▍食療和中藥可緩解化放療副作用

食道癌的治療與胃癌一樣，手術是較好的處理方式，而且較有助於改善患者的吞嚥狀況及營養情形，但由於食道的重建手術，在術後常會有泛酸及燒心感，可用中藥來處理。而化療是可以應用的另一治療方式，一般用來作為輔佐療法，其副作用，決定於所選擇的藥物，常見的症狀如嘔吐、噁心、腹瀉、食慾不振、掉髮、口腔潰瘍等，而且白血球數目下降，更增加了發生感染症的機會，如果能用食療或中藥盡量維持體力及腸胃功能，這些副作用通常在停藥一段時日後都可得到改善。

放射治療在一些食道癌的病患可以做為主要療法，例如身體狀況不佳，無法接受手術或化學療法時，局部放射療法便成為不錯的選擇，而對於手術後的病患，放射治療也可用來殺死那些未能清除乾淨的癌細胞。另外，放射治療有時也可以是症狀治療的一種工具，藉以減輕食道癌的症狀，例如減少疼痛，改善吞嚥困難等。

中醫「辛」味藥物化痰降氣

食道癌和胃癌在中醫同屬「噎膈」、「反胃」的範圍，致病機轉與治療上會類似，觀念上會特別注重痰濁與氣滯這兩個部分，治療時也會著重化痰降氣、清化熱痰、燥濕痰、疏肝理氣、氣機升降等方面，因此，常會使用一些「辛」味的藥物，如薑黃、厚朴、韭菜、鬱金、

半夏、貝母、茴香等藥物，其中薑黃可用一般中藥或是膠囊，或是多吃咖哩，韭菜在古籍上有「開道」的作用，可用生韭菜搗爛每日服10ml左右，如果覺得太嗆辣可以加入牛奶適量；厚朴酚是一種強抗氧化劑，如半夏厚朴湯可以視中醫證型適當選用；鬱金和佛手都有疏理肝氣的作用，佛手柑更可以應用在精油、薰香、泡茶等方面。

　　在手術後由於會進行食道重建，容易有噯氣泛酸的感覺，甚至常有咽喉熱感，這對中醫而言，證型會隨之轉變，前面說的韭菜等辛味的藥物就會較不適宜或不適合單用，這時候要注意胃熱的清除與胃氣的和降，清除胃熱可以用蘆筍、枇杷葉、蘆根等，胃氣的和降可用橘皮竹茹湯、甘露飲等，尤其是接受放療時這種內熱的症狀會更明顯，不過，要使用何種藥物都必須先遵循醫師處方，不可以自行對號入座。

甘露飲出自宋朝太平惠民和劑局方，組成為生地黃、熟地黃、天冬、麥冬、石斛、茵陳、黃芩、枳殼、枇杷葉、甘草等，具有養陰潤燥、清熱解毒的作用。常使用在放射治療的副作用處理。

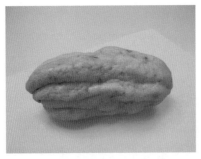
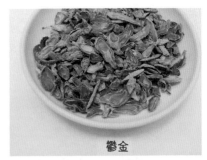

鬱金

佛手柑和鬱金有疏理肝氣的作用，可以應用在精油、薰香、泡茶等方面

▌用藥前一定要經醫師診斷

　　胃癌的中醫治療與食道癌類似，常用的抗癌使用藥物為貝母、白花蛇舌草、蒲公英、薑黃等，不過，要根據病患的氣血體質狀況去選用，手術前、手術後、放射治療、化療都會造成不同的體質狀態，必須分別處理。換句話說，幾乎沒有哪一個中醫的方子可以直接對應疾病或是從頭使用到尾，中醫的藥物與方劑名字用的是中文，有時大眾讀者很容易望文生義，貿然使用而未經過醫師診斷的處方，有些藥物相對較安全，有些藥物則具有一定的毒性，對身體難免造成不好的影響，況且若沒有對證施藥，白白吞了一些藥只是徒然造成肝腎的負擔而已。

胃、食道癌的食療與保健

▋ 術後不要吃過熱的食物

　　胃食道癌的食療可以分成未手術者、手術後、放化療時、追蹤期等不同階段，若未接受手術者飲食宜軟性，以免增加吞嚥困難，不可以進食太燙的食物，可多吃一些昆布、紫菜等軟堅散結抗腫瘤的食物，也可飲用前面所提到的鮮韭菜汁，適當的選用辛類佐料，如薑、蔥、蒜、咖哩等，其他具有抗腫瘤能力平時可多服的食物，包括薏苡仁、黑木耳、香菇、蕃茄、綠茶等。其中蕃茄想要多攝取茄紅素必須煮熟，生食則維生素 C 較多但相對茄紅素減少；黑木耳可以製作黑木耳茶常飲用，黑木耳茶可用黑木耳 15 克、生薑 9 克，乾黑木耳先浸泡後，先加生薑煮熟再用果汁機打碎裝瓶飲用，生薑、黑木耳均是常用食品。其中，生薑味辛、性溫，具有發表散寒、和胃止嘔、溫肺止咳等作用，常用於外感風寒、胃寒嘔吐、寒痰咳嗽等病證。現代醫學研究證明，

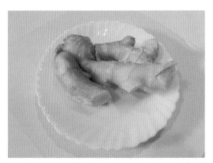

生薑味辛、性溫，現代醫學研究證明，生薑具有鎮吐、抗炎抑菌、鎮咳祛痰、利膽、促進胃液分泌和抗癌等作用，但要注意凍薑、爛薑則是一種致癌物

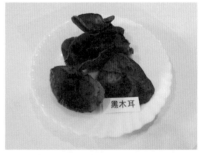

黑木耳茶可用黑木耳15克、生薑9克，乾黑木耳先浸泡後，先加生薑煮熟再用果汁機打碎裝瓶飲用，要注意趁新鮮引用，千萬不可存放過久

生薑具有鎮吐、抗炎抑菌、鎮咳祛痰、利膽、促進胃液分泌等作用；黑木耳味甘、性平，具有補氣血、潤肺、止血、抗腫瘤等作用。現代醫學研究證明，黑木耳具有抗氧化、調血脂等作用。

█ 術後少用甜食、少量多餐

手術後更要注意營養，千萬不可以讓體重減少太多，其中胃部手術的人要小心「傾倒症候群」，所謂「傾倒症候群」指的是手術後的病人服用高熱量的流質食物會讓食物快速流至小腸，造成小腸糖分濃度過高，水分由血流中進入小腸內，而導致腸胃道症狀，這種症狀一般在進食後10-30分鐘內會出現腹脹、腹痛、噁心、腹瀉、暈眩、虛弱、脈搏加快、出冷汗……等現象。預防的方法，包括儘量避免飲用甜食、及高濃度含糖飲料，並且採用少量多餐的方式，進餐時避免喝湯或飲料，病友可選擇在兩餐中間喝水或喝湯。

放化療時的飲食忌宜與一般的原則類似，化療時必須注重營養、清淡好吸收，要注意食物不可過熱、湯的濃度不可太濃，療程中可多

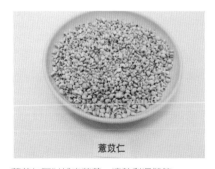

薏苡仁

薏苡仁可以補充營養，清熱利濕健脾

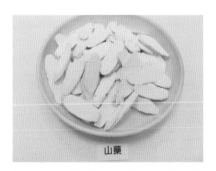

山藥

山藥可以從中藥店買來燉煮藥膳，也可以買鮮品打汁煮稀飯，有健脾補腎的功效

食山藥粥、薏苡仁汁、西洋參茶、蜂王乳、甘蔗汁等軟質、流質而富營養的食物；放射治療時可多服用蘆筍汁、絞股藍茶、豆腐、豆漿、黑木耳茶等，清熱而營養的食物，其中黑木耳茶還具有修復損傷黏膜的作用。

當療程結束即進入追蹤期，這時候的食物熱量需求比較沒有那麼高，但仍然要注意保持正常體重，可多食一些具抗氧化、抗腫瘤活性的食物，如韭菜牛奶、黑木耳茶、蘆筍、紫色蔬菜汁、紫菜、海燕窩等。

♥ 預防教室

▌抗氧化食物可以預防胃、食道腫瘤

胃與食道都是消化道的一部分，在上消化道裡的食物幾乎都是尚未被大部分解，因此，食物的品質與特性與胃食道的黏膜健康息息相關，過熱的食物、辣炸烤的食物、腐壞的食物、含亞硝酸、燻製的食物，等都是上消化道癌症的危險因子。其他危險因子還有抽菸、檳榔、高濃度酒精，以及長期的胃食道逆流等。相反的如果能適當攝取胡蘿蔔素、維生素 C、抗氧化食物，如咖哩、薑、大蒜等，則被證實可以減少食道胃腫瘤的發生率。

▌胃發炎可以多吃木耳、海藻

對中醫而言，以上的基本飲食忌宜一樣是基本的，此外，因為肝氣對胃與食道容易造成相剋的作用，所以舒緩肝氣，調整情緒也很重要。適當而良好的睡眠、不暴飲暴食的飲食習慣、適當運動調整身心等，都可以使肝氣較為有條理，不會影響胃部交感神經功能，尤其可以減少胃炎與胃酸食道逆流的機會，如果有胃發炎的情形可以多吃一些黑木耳、白木耳、海藻、白芨等食物或藥物，達到早期預防早期治療的效果。

淋巴癌

淋巴瘤的預防方法

1. 避免及控制長期慢性感染、以及長期的放射線、腎上腺激素等刺激。
2. 避免它們損害機體免疫功能、以及對淋巴系統的刺激。
3. 注意適當鍛鍊身體，生活、飲食要規律，不飲酒。

◆ 診間對話

怎麼會是淋巴瘤？

　　阿梅是一個剛考上大一的新鮮人，正值享受青春的年紀，人緣佳的她總有許多邀約排隊等著，就像許多大學生一樣，讀書、逛街、吃美食、掛網路……半夜一點能上床睡覺就算是早了，遇到考試時熬個通宵更是常有的事，再加上偶爾來個「夜衝」、「跨年」什麼的，生活作息的不正常可想而知。

　　但，就在快升大2的時候，阿梅開始覺得熬夜時會有胸悶心悸的感覺，月經也開始變得不規則，同學們知道了阿梅的情況，七嘴八舌的「判斷」著：有人說，是睡眠不足的關係，過一陣子就好了；有人說可能是甲狀腺亢進得去看個醫生；還有人說是壓力的關係……阿梅因為怕看醫生、怕做檢查，所以選擇了「補眠」，希望好好的睡上幾天，能夠恢復正常。

　　可是，天不從人願，在乖乖補眠之後，狀況還是沒有改善，死黨小娟也不顧阿梅再怎麼拒絕，狠下心來死拖活拉的將阿梅拉去診所做檢查。檢查的結果，甲狀腺功能正常，但阿梅的月經卻越來越不正常，死也不肯再去醫院抽血的阿梅只好再求助中醫。

　　中醫告訴阿梅這是肝氣不順導致的胸悶和經期異常，但是調養了一陣子之後，月經是來的比較順了，但身體卻越來越疲倦，而且體重減輕了不少，讓原本就纖細的她都快成了紙片人。

　　最後，在一次感冒發燒掛急診打點滴時，急診醫師幫她照了胸部

X光，卻意外發現縱膈腔太寬而且肺門腫脹，於是為她做了進一步的電腦斷層檢查，這一檢查才發現問題真的不小。

電腦斷層顯示，阿梅的前縱膈腔有許多腫瘤以及脾臟腫大，在醫師強烈懷疑是淋巴瘤的診斷下進行穿刺，病理報告也證實了醫師的想法——非何杰金氏淋巴瘤。這個結果讓阿梅和家人當場傻眼，對這幾個月來的身體不適，雖然有了合理的解釋，但卻是個最不想要的結果，然而，她沒有太多思考的時間，血液腫瘤科醫師告訴她骨髓抽取的檢查報告顯示：骨髓已受到淋巴癌的侵犯，所以在分類上是屬於第四期。

阿梅事後告訴我，當時她只覺得好氣又好笑又傷心又徬徨：只不過是感冒掛急診，為什麼診斷會是末期淋巴癌？為什麼這麼年輕的她會是癌症末期？自己真的快死了嗎？那麼她的大學生活該怎麼辦？當場就在病房嚎啕大哭起來……

現在的阿梅已經回到學校上課，在經歷一連串的化學及放射治療，以及會診中醫處理治療期間的體質調養，再追加「莫須瘤」標靶治療之後，胸部縱膈腔的腫瘤幾乎完全消除，追蹤的骨髓檢查也已正常，體重也恢復了不少，治療期間更由於規律的作息與睡眠，加上腸胃的調理，還有持之以恆的運動，讓她覺得身體甚至比生病以前更健康。現在的她正努力享受生命的陽光，也更珍惜病中一路相伴的友情與親情，一場大病讓她意外、錯愕，也讓她重新學習該如何安安穩穩過日子……

免疫系統出問題

根據 98 年台灣 10 大癌症死亡率的統計，淋巴瘤在女性與男性分別占第 9 名與第 10 名，發病率則佔所有癌症的 2% 左右，淋巴瘤的治療在臨床上一直是個重要的課題，在近年來由於標靶藥物如莫須瘤的使用也得到相當大的進步。

淋巴是人體的正常組織，淋巴結位於頸部、腋下及鼠蹊等地方，是人體免疫系統的一部分，它幫助我們對抗外來的感染。

淋巴組織產生癌化現象就是所謂淋巴癌，又稱為惡性淋巴瘤。一般最常見的症狀是出現腫大的淋巴結、發燒、盜汗、疲勞、體重減輕等。淋巴瘤大體上可區分為何杰金氏和非何杰金氏淋巴瘤兩大類，癌化使淋巴結逐漸長大，可以從一部位的淋巴結擴散至全身各部位的淋巴結，也可以侵犯骨髓、肝、腦等器官；臨床上也可因其他部位原發的癌症轉移至淋巴結，而非原發之淋巴瘤。如常見的鼻咽癌或肺癌轉移至頸部淋巴結等。

其實會造成淋巴結腫大的原因很多，大部分均屬於良性的反應，最常見如感冒腺病毒感染就可以引起咽頸部淋巴節腫大，但是隨著疾病痊癒淋巴結腫大也會消失，此時不用過度恐慌，可以請醫師診察之後追蹤即可。但是如果身上有發現不正常的淋巴腫塊持續變大，腫塊較硬或呈現不規則形，就必須趕緊就醫做詳細的檢查。

相對於成人而言，兒童淋巴瘤約佔小兒癌症的 10%，是小兒癌症中第三多的惡性腫瘤，僅次於白血病及腦瘤。好發於 5 歲以上的兒童，男女比例約 3：1。病因仍未十分清楚，某些因素，例如病毒感染及免

疫缺陷等可能扮演相當角色，而且以兒童非何杰金氏淋巴瘤有許多地方與成人不同：包括在組織學上表現以擴散性為主，且屬於高惡性度、高期數，這是治療上較棘手的。

　　造成非何杰金氏淋巴瘤的相關因子非常多，目前發現它可能與免疫功能不全、感染、環境、及遺傳等因素有關聯，對中醫而言淋巴瘤出現的低熱、疲倦狀態與中醫所謂的「氣虛發熱」、「陰虛內熱」相同，這也是中醫治療淋巴瘤的立論基礎。

▌淋巴結腫脹、不明原因體重減輕

　　淋巴瘤可發生在各種年齡的患者，有些人因觸摸到頸部、腋下或腹股溝上逐漸長大的淋巴結而就醫診斷，其淋巴結很少有疼痛的感覺。有些病人則出現不明原因的發燒、盜汗、體重減輕之症狀。若淋巴瘤長在腸胃道時，會產生胃痛、腹脹、腹痛或腹瀉等症狀；如出現發燒、盜汗、疲倦或半年內體重減輕達原來重量之十分之一者就稱為B症狀（B Symptom）。

　　在淋巴結腫大被發現之後，醫師會進一步考慮安排電腦斷層或超音波檢查來確認淋巴結的大小及數目，也必須偵測在縱膈腔或腹腔動脈旁的淋巴結狀況，另外為了得到病理診斷，通常會安排超音波定位的細針抽吸檢查，或是電腦斷層定位的切片檢查，一旦被確診為淋巴瘤之後，接下來在治療之前還需分辨淋巴瘤期別。在台灣地區則約有百分之九十以上為「非何杰金氏淋巴瘤」，「非何杰金氏淋巴瘤」基本上源自於B或T型淋巴細胞的病變，根據其免疫、形態、分子生物及臨床特徵等差異可分為很多類，按病理學的分類可區分為低、中及

高惡性度三種淋巴瘤，如果淋巴瘤只侵犯一處淋巴區域，稱為第一期；侵犯二處淋巴區域，但皆在橫膈膜同側為第二期；侵犯橫膈膜兩側淋巴區域為第三期，對於器官的瀰漫性侵犯則為第四期，尤其是肝臟及骨髓的侵犯，所以通常醫師會勸患者進行骨髓穿刺檢查來確認骨髓的狀況。

另一型「何杰金氏淋巴瘤」在亞洲的比例相對比較少，台灣大約只有 7%，與美國地區比較，雖然亞裔人在美國罹患何杰金氏淋巴瘤的比例是亞洲地區生長人的 2 倍，但罹患淋巴瘤的人口比例遠比美國少，因此，資料顯示亞洲地區的基因對何杰金氏淋巴瘤有較高的抵抗性，表示環境因素會影響疾病的產生；何杰金氏症及非何杰金氏淋巴瘤兩者的治療不同，一般而言預後較佳。

中西醫整合治療

西醫化療合併放療提升存活率

淋巴瘤與早期的子宮頸癌一樣，都是有機會達到臨床治癒的癌症，比起一些需要長期服藥的慢性病，淋巴瘤要簡單得多，緩解期只須追蹤而不需服用藥物，非何杰金氏淋巴瘤的病人若不接受治療，統計上平均存活不超過一到二年，但若接受適當的放射線治療或化學治療者，達成完全緩解的機率約佔 60 ～ 70%。

治療上，大部分患者需以化學治療為主，合併放射線治療或以手術增加治癒率。化學治療一般為每三到四週打一次，總共約需打六至

八次化療。惡性度較低以及屬於第一、二期局部淋巴癌的患者，也可以做放射線治療；若為中或高惡性度之淋巴瘤，則需給予積極的化學藥物治療，經治療後達到完全緩解的機會為 60% 至 70%，但部分病人於緩解後將再復發，由於醫學的進步，對 B 細胞淋巴瘤之治療已有 B 細胞單株抗體——莫須瘤（Mabthera）可增加療效，因為 90% 的非何杰金氏淋巴瘤在 B 淋巴細胞上會有 CD20 表面抗原，而莫須瘤可以結合住 CD20，再結合人體的免疫細胞，經補體依賴性細胞毒殺作用與抗體依賴性細胞毒殺作用，達成腫瘤細胞破壞的作用，甚至在淋巴瘤復發後再使用了也是還有 50% 以上同樣有效，大舉提升了整體的存活率。

　　骨髓移植或周邊血液幹細胞移植，主要應用於復發性或對初次治療反應不好的淋巴瘤病人，利用高劑量化學療法與骨髓移植或周邊血液幹細胞移植，企圖讓傳統治療效果不好者仍有較長期間的存活；對晚期的低度非何杰金氏淋巴瘤也可以加入干擾素的治療。

　　化療經常選用的藥物包括 Endoxan、Doxorubicin（新小紅莓）、Oncovin（vincristine 長春花新鹼）、Prednisolone（類固醇）等，常引起中等程度之噁心、嘔吐、白血球降低、禿髮等副作用。禿髮常令病患煩惱，但停止化學藥物治療後，頭髮可以再生，也可以應用中藥減緩掉髮的速度。一般接受化學治療後一至三週，白血球數會降低至一至二千左右，應避免至公共場所，預防感染，避免生食，可使用補氣類中藥來調整腸胃吸收功能，加速血球上升，病毒性肝炎有可能在大量使用類固醇的化療期間復發，可併用抗病毒藥物及合併中醫處理。

中醫不宜亂用偏方，善用理氣及軟堅藥物

中醫古籍對淋巴瘤的觀察與敘述，較偏向身體表面可觸及的淋巴結疾病，對身體內部縱膈腔、腹主動脈旁、肝臟與骨髓的淋巴瘤，由於缺乏影像學診斷則較少論述，但其所表現的症狀，則可以散見各項診斷及醫案中，淋巴瘤大約相當於中醫的「石疽」、「陰疽」、「惡核」、「失榮」、「痰核」等範疇。

以失榮為例，在《外科正宗》書中寫道：「其患多生肩之以上，初起微腫，皮色不變，日久漸大，堅硬如石，推之不移，按之不動」，敘述了頸部淋巴腫瘤的發生情形；「半載一年，方生陰痛，氣血漸衰，形容瘦削，破爛紫斑，滲流血水」，描述淋巴轉移疾病後期體瘦、惡液質的狀態；而論及原因則多認為是情志不遂、氣鬱痰結，在疾病進展中，另外可見寒痰凝滯，肝腎陰虛等證型，治療上，對於腫瘤會使用理氣藥物，如青皮、鬱金、玫瑰花等，軟堅散結藥物，如牡蠣、玄參、貝母、海藻等，也會視狀況使用蟲類藥物來加強搜剔、活血功效。不過，最重要的治療在於體質狀態的調理與虛熱狀態的去除，如果離

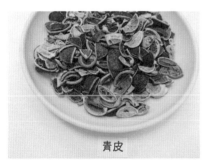

青皮

青皮的理氣效果較陳皮為強，常用於氣滯、胸悶或配合補氣藥物使用

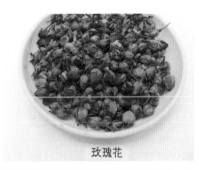

玫瑰花

紫紅玫瑰花可用2錢約7公克布包泡茶，有很好的疏肝理氣、緩和的效果

開這兩樣就完全失去了中醫辨體質治療的精神。坊間一些偏方在使用上就是如此，必須針對每個人不同體質狀態調整用藥，而非照單全收，許多人迷信偏方自行誤用，等到病情轉變回西醫門診卻被西醫師引申為中藥使病情惡化，因此對中醫的認識劃起了更大的鴻溝，這不是中西醫交流所樂見，也絕非患者之福。

▌加強消化功能，減少白血球下降

患者在合併西醫治療期間，淋巴瘤和白血病是最容易造成白血球下降的，因此在化療期間，應用中藥的調整讓腸胃道的消化功能加強，減少白血球下降的機率是很重要的，常應用的中藥有大家熟知的四君子湯、六君子湯，也可應用橘皮竹茹湯或是黃耆、女貞子、雞血藤等，另外，要針對患者的睡眠狀況調理，畢竟一個良好的睡眠對體力及血球的恢復、還有運動能力的加強都是最基本的。中醫對失眠的治療，可以分成心火亢盛、心血不足、心腎不交等型，都有一定的治療效果，可使用天王補心丹或酸棗仁湯等，但必須對證施藥才行；至於使用標靶藥物莫須瘤的治療期間，可能會有過敏或是腸胃道不適症狀，一般質調理即可

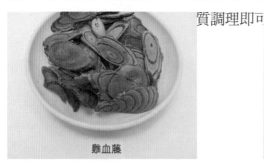

雞血藤

雞血藤性味為苦甘溫，有行血補血，舒筋活絡的效果。可入煎劑使用或煮藥膳，增加血球的恢復

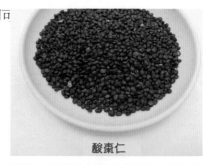

酸棗仁

酸棗仁是酸棗仁湯的主要成份，有養心血、斂汗、幫助睡眠的效果，也可以單用每晚3錢泡茶改善失眠問題

淋巴癌的食療與保健

▌避免慢性過度疲勞與上火

　　淋巴瘤的形成除了遺傳、感染以外，有很大的因素與體質相關，特別是容易疲勞與上火的人，因此，如何避免慢性過度疲勞與上火是最相關的課題，飲食方面可以選用富含維生素B群的食物來恢復疲勞，例如胚芽米、糙米、瘦豬肉、豆類、牛奶、綠色蔬菜、南瓜等；另外，中醫的補氣類食物可以幫助補充體力，例如魚湯、黑木耳、鰻魚、香菇、紅棗、西洋參等；如果常覺得火氣大，口乾口渴咽喉乾燥，甚至有反覆性口腔潰瘍、失眠、多夢等，可以多吃蘆筍、豆腐、水梨、紫菜、冬瓜、苦瓜、小米粥等，還有最重要的就是多喝水，以及保持充足的睡眠，如果情緒容易緊張的話，可以泡一些緩和情緒的花草茶，例如薰衣草、洋甘菊、玫瑰花等，都有一定的效果。

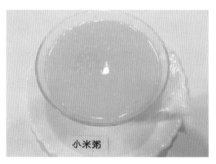

小米粥

小米粥可用於虛熱體質，有很好的滋養與清虛熱效果。

▌補充蛋白質和鐵

　　淋巴瘤合併化療期間，由於骨髓抑制較為明顯，所以要特別注意補充蛋白質食物，蛋白質與鐵質是造血的原料，如果消化不好或食物原料供給不足，血球上升緩慢會導致療程中斷，讓患者心理壓力更大，

即使打了白血球生成激素也會因為蛋白質不足使骨髓造血功能變差，反而燥熱感加重。一般蛋白質食物可以分成魚、肉、蛋、奶、豆等五大類食物，應該要多攝取，再加上中醫調整腸胃功能的用藥，可以讓療程更順遂，臨床上常常可以觀察到：配合中醫的調養，以加強腸胃的受納和運化功能，進一步幫助營養素消化吸收，可以縮短住院天數及減少併發症的產生。

▌ 理氣生血的中藥能減少噁心嘔吐

化療期間的藥膳，可以搭配前面所提及的黑糖薑茶來減少噁心嘔吐，黃耆山藥瘦肉湯（用黃耆三錢、山藥一兩、紅棗二錢、生薑片、山楂一錢、玉竹三錢、瘦肉四兩煮湯）來補氣養血，貧血食慾不佳者可用橘皮桂圓粥（取桂圓二錢、橘皮二錢、粳米三兩，先將橘皮研細末備用。粳米、桂圓加清水，煮到快成粥狀時，加入橘皮，再煮10分鐘即成），有理氣歸脾生血的功效。

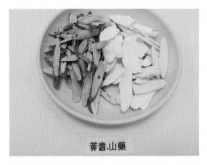

黃耆和山藥可以補氣，再配合紅棗、瘦肉等來補氣養血

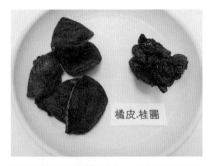

橘皮可以理氣幫助消化，桂圓就是龍眼肉，有養心脾生血的作用

➕ 預防教室

▌多吃白木耳及海藻、昆布有助對抗淋巴癌

淋巴瘤的症狀是淋巴結的腫大、體重減輕、發燒、疲倦，這對中醫來說有幾個意義，一是淋巴結的腫大與中醫所謂「痰濕結聚」有關，體質上氣虛、氣滯的狀態常與此有關，多注意「氣」的保養，調整情緒（肝氣）與脾胃的代謝調理，飲食上可以多吃一些祛痰濕的東西，如薏苡仁、山藥、陳皮、山楂；調整情緒有疏肝氣效果的玫瑰花、佛手柑、麥茶等；另外，體重減輕、發燒、疲倦是屬於氣陰虧虛的部分，陰虛是中醫一個特別的觀念，與西醫的脫水狀態不相同，陰虛會造成口乾、身熱、手心足心發熱，甚至會有失眠、心悸、心跳快、多夢、頭暈、面紅等，交感神經亢奮的症狀，中醫稱之為「陰虛陽亢」或「陰虛火炎」，就西醫來看，這些症狀可能涉及好幾科的範圍，也有可能做過多項檢查後仍然正常，但是患者仍然會主觀覺得相當不舒服，此時中醫的處理方式會用許多養陰或滋陰清熱的方劑，如沙參麥冬湯或甘露飲來治療，也會建議多食用白木耳、小白菜、水梨、牛乳、蛤蜊湯、海藻等食物，其中白木耳及海藻、昆布等都被認為具有消炎、抗淋巴癌的潛力，適合患者在追蹤期多食用。

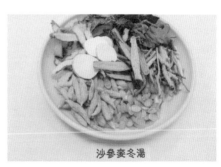

沙參麥冬湯

沙參麥冬湯的組成為沙參3錢、麥冬3錢、桑葉1錢、玉竹3錢、扁豆3錢、天花粉2錢等，可應用科學中藥或煮藥膳使用，處理陰虛燥熱或皮膚乾、口乾等問題

白血病

白血病的預防

1. 多吃天然食物與經過衛生檢驗正規生產合格的食品，如：新鮮蔬菜、五穀雜糧等。

2. 減少與苯的接觸，慢性苯中毒主要損害人體的造血系統，引起白細胞、血小板數量減少誘發白血病，一些從事以苯為化工原料生產的工人，應加強勞動保護，裝修時應選擇對人體無害的裝修材料。

3. 不可濫用藥物，使用氯黴素、細胞毒類抗癌藥、免疫抑制劑等藥物時，要小心謹慎，切勿長期使用。

4. 盡量避開輻射線，從事放射線工作的人員要做好個人防護，嬰幼兒及孕婦應避免接觸過多放射線。

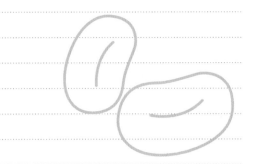

每次化療都是一次挑戰

　　在早期，血癌（白血病）是讓人聞之色變的的癌症之一，也是戲劇和電影最喜歡用的題材之一，因為很少有一種疾病可以讓人原本看似正常，卻在罹病之後沒多久立刻撒手人寰，留下一堆遺憾。

　　這樣的遺憾在各個角落不斷上演著。之前，一位鄰近醫院醫師一開始以為只是一般感冒，結果感冒治療無效，進一步抽血結果才知道異常，確診2週之後就過世了，白血病的發病速度，幾乎快到讓人措手不及，特別是有些類型的白血病還會好發瀰漫性血管內凝血異常（DIC），在治療上非常棘手。就算化療初步緩解，但會在每一次接受化療時，因嚴重的骨髓抑制，造成白血球低下，甚至顆粒球低到只有100~200個，身體幾乎處於不設防的狀態，非常容易受到感染，有時也會因為血小板極低，造成體內或顱內自發性出血，引發致命的危險；就算最容易處理的貧血，也必須接受頻繁的輸血，其在引導性化療時，每一次的住院化療都是面臨生命的挑戰……

　　初次接到小艾（化名）的會診單是在一個加班的星期六，晚上還要趕去開會，病歷上寫著：28歲女性，急性髓性白血病接受第一次化療，血球低下已持續3週無法改善，又併發血液感染。

　　很難忘記第一次看到小艾時的情景。只見她掉光髮的頭包著漂亮的頭巾，蒼白的臉上雙眉緊皺著，和她說話時，她大多以點頭回答，吞口水時連眼淚都一併掉了下來……我請小艾張開嘴巴檢查，咽喉部

位整片糜爛發炎夾雜黃白膿性分泌物，我問了小艾媽媽一些症狀、把了脈之後，我告訴小艾：

「中醫可以幫忙處理這些症狀，我先開三帖藥和中藥的漱口水，藥汁可以慢慢分次喝，漱口水要常使用，只要症狀好一點就要努力補充營養，才能趕快好起來。」

我常告訴病友化療期間需要更高的營養及蛋白質，所以吃東西不是為了好吃，而是為了自己的健康，而且蛋白質是造血的原料，一定要努力補充。

如我所料，3天的藥汁花了5天才喝完，所幸白血球已順利上升，再次看到她時體溫已經正常，聲音還有點沙啞，不過進食狀況已經好很多，我請小艾媽媽再燉一些水梨加白木耳來幫助清熱和修復黏膜，另外，還是開了藥和漱口水，希望能夠緩解小艾的痛苦。

在幾次的聊天之中，才知道小艾之前的工作是跑業務，工作的挑戰性極大，常到處出差，符合她射手座的個性。加上容易失眠，所以身體一直處於慢性疲勞的狀態，使身體酸化，對細胞變異的免疫清除力減退，正是癌瘤容易產生的環境，只是人常常只是嘴巴喊累，抱

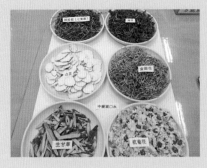

中藥漱口水用白菊花、薄荷、生甘草、金銀花、白芷各一錢半包煎，加水1000CC煮開後立刻熄火，待放涼後當漱口水使用。

怨工作，卻要等到真正生病，才會甘心放下工作，好好省思自己的健康。在忙碌而擁擠的現代社會裡，要當好一個健康的現代人，説起來實在是不容易的。

　　現在小艾已經順利完成了引導化療，白血病病情也得到緩解，回來門診回診時，她説：現在每天早上都跟著社區的老人家一起在公園運動，是社區中最年輕的「老人會」會員，吃東西會適當選擇就好，像一個養生專家，作息正常絕不熬夜，因為她絕不想重新再來一次療程，回想每次化療的過程真有重新活過一次的感覺，我問她：「現在這種規律的日子會不會很無聊？」她很肯定地説：「平安就是福，我喜歡挑戰，但再也不敢挑戰自己的健康……」

造血器官異常是致癌的主因！

　　白血病又叫血癌，顧名思義是造血器官──骨髓的癌症，因為骨髓的異常，造成紅血球、白血球、血小板的異常，並且在血液中出現不正常或不成熟的血球細胞，血球數目可能是高的或低的。血癌比較特別的地方在於它並不是採分期制，因此，並沒有初期與末期的差別，疾病的嚴重性通常與白血病的分類有關，一般來說，急性白血病要比慢性嚴重，而急性和慢性白血病又各自可以分成髓性白血病和淋巴性白血病。急性髓性白血病（AML）又依照血球細胞的不同而可以分成M0~M7 等 8 種亞型，急性淋巴性白血病（ALL）可再分成 3 亞型，ALL 較好發於小孩，急性的白血病通常來勢洶洶，短期間就有可能致死，使人談到血癌馬上色變。

　　民國 96 年初次診斷為白血病者共計 1,513 人，發生率的排名約為第 12 名，當年因白血病死亡人數占全部惡性腫瘤死亡人數的 2.14%，而在兒童的惡性腫瘤中，白血病則位居首位。其實，由於醫學的進步，已大大提高了白血病的治療水準，兒童的急性淋巴性白血病（ALL）治癒率很高，成人的白血病也因基利克（Glivec）和維甲酸的發明而有長足的進步，甚至讓白血病變成了慢性病。

　　至於白血病的病因則有多方面的原因，包括放射線的暴露（如曾身處在原彈爆炸圈一公里以內的居民）、化學藥劑（如有機苯、有機染料或油漆工）、遺傳或基因突變（如著名的費城染色體）、自體免疫能力缺陷、病毒（已知第一型人類 T 淋巴球細胞性病毒 HTLV-I 感染與成年型 T 細胞白血病有關）。

　　對中醫而言，根據白血病臨床表現可將其列入虛勞、急勞、熱勞、血證等範疇，多數成因，內因勞倦、七情所傷，外因溫熱毒邪侵襲，

致熱毒蘊結傷營動血發為本病。白血病表現可以有熱毒或濕熱盛的實證，也可以有氣虛、血虛、陰虛、甚至陽虛的本虛之證，必須隨證治之，如果是配合西醫治療，則以矯正體質偏差為主。

▌不明原因發燒、不正常出血

白血病最常出現的特徵就是血液裡的血球相當多，不正常的血球細胞失去了正常細胞應有的分化能力，以及老化死亡現象，所以會快速增生並擴大族群，後期甚至會取代骨髓裡的正常細胞，佔滿整個骨髓，使正常血液細胞逐漸減少，因此，患者會出現血小板、顆粒性白血球或紅血球減少等現象。

臨床上表現，以不明原因的持續性發燒，主要是由於免疫力下降；不正常的出血，包括流鼻血、牙齦出血、皮膚瘀血、女性會有月經量不止的情形；貧血疲倦、臉色蒼白等；如果慢性白血病則會有明顯脾臟腫大、淋巴結腫大等。許多病例的診斷常在嚴重疲勞或頭暈、或是反覆感染被抽血時，才赫然發現血球極度不正常。

檢查方面，周邊血球的記數是發現也是診斷的第一步，過高的白血球（偶爾過低）和周邊血液出現血球芽細胞（Blast Cell），常是第一個特徵。這些芽細胞就是不成熟的白血球，所以周邊血液抹片檢查主要是看你的血球分化情形好不好。如果有懷疑的話，醫師會安排骨髓穿刺檢查，許多人會誤認為抽取骨髓就是抽脊髓液（俗稱龍骨水），事實上是完全不同的，骨髓穿刺的部位通常是以胸骨或骨盆的腸骨脊來抽取，檢查主要的目的，是為確認白血病的診斷分類，另外，也可以做流體細胞儀的檢查，有時也會做染色體檢測，來探討治療的順應性，影像學的檢查比較不需要，一般只會做腹部超音波來確認是否有脾臟腫大。

西醫引導治療可達五成緩解率

化學治療是白血病最主要的治療方式，可分為「引導治療」和「持續鞏固治療」。除了急性骨髓性白血病的 M3 型會使用口服的 ATRA（全反式維甲酸）來治療外，其他的化學治療處方大致類似。引導治療的一般治療效果可達五成左右的完全緩解率。所謂的「緩解」，乃是指血癌細胞在接受治療之後，暫時從血液中消失，這時血液及骨髓檢查已看不見血癌細胞，而且已恢復正常的血球數目，在疾病緩解之後，仍須接受鞏固性的化學治療約 4~6 次，以防止疾病復發。而 M3 型的病患若有復發，甚至可給予三氧化二砷（砒霜的萃取物）也可以達到不錯的療效。

說到 ATRA 和三氧化二砷可得從 M3 型（APL）說起，早年 APL 是相當難處理的一型白血病，尤其是它很容易併發瀰漫性血管內凝血異常（DIC），引起腦內出血而死亡，是以前在西醫內科值班時的夢魘，後來由大陸醫學家開始發展 ATRA（全反式維甲酸）和三氧化二砷，發現居然可以讓異常的白血球朝正常分化發展，比起傳統化療的副作用要簡單而有效的多，也大大減少了瀰漫性血管內凝血異常的風險，而三氧化二砷更是由中醫著名的砒霜或雄黃所提煉而來，1992 年首先由哈爾濱醫師報導，應用三氧化二砷藥物治療 32 位急性前骨髓性白血病（APL）患者，完全緩解率達 65.6%，50% 病患存活 5 年以上，18.8% 病患存活 10 年以上。

急性淋巴球性白血病除了化療以外，由於常會侵犯中樞神經系

統，所以會考慮給予頭部的放射線治療加上脊髓腔內化學治療；而慢性骨髓性白血病一般會以 Hydroxyurea 之類的口服化學藥物為主，或使用干擾素（Interferon）治療，但通常仍無法根治。

高劑量化學治療合併骨髓移植是唯一可根治疾病的治療，其成功率可達 50-60％，而且在基利克 Glivec 發明上市以後，慢性骨髓性白血病（CML）治療更進入嶄新的階段，基利克可抑制蛋白質酪胺酸激酶的活性，使癌細胞不再分裂增生，是一種標靶藥物，基利克以口服為主，使用上更方便，副作用也較其他化學治療容易被病人接受，彷彿將 CML 變成了一種慢性病。

在引導化療時，常用的化療藥物副作用，包括明顯而且持久的血球低下、毛髮脫落、以後口腔黏膜容易破損等，而且常引起患者極大的壓力與恐慌，血球低下包含白血球降低所帶來的感染風險，常須併用強效的抗生素。而貧血所造成的頭暈、疲倦、心悸，還有血小板低下所引起的出血、瘀斑等問題，這時候要注意避免生食、預防跌倒受傷，並亟需好好補充營養。但臨床上卻又常礙於口腔及咽喉黏膜發炎破損，影響食慾，延長了恢復的時間。

中醫可應用補氣滋陰清熱穩定體質

中醫可在化療出現的諸多副作用時發揮極大的效用，進而穩定體質，加速恢復的時間，提升生活品質與患者信心，並減少健保費用在輸血、血小板以及打白血球生成促進因子（G-CSF）等費用支出。

在口腔炎黏膜破損時，可以應用滋陰清熱解毒的中藥如淡竹葉、絞股藍、白木耳、沙參、石斛、黃精、何首烏等，透過整體的體質辨證去應用，其中黃精與何首烏，富含胺基酸及鋅，可以幫助保護及修

護黏膜細胞，也可以搭配口腔炎的茶包配方（絞股藍、甘草、菊花、薄荷、白芷等）使用，不過要注意因為血球低下，茶包的使用必須煮沸放涼後再飲用以及漱口，不可以只用開水沖泡。

血球低下時，中醫會應用補氣類的中藥，如四君子湯、黃耆、女貞子、雞血藤類的藥物，並加強腸胃理氣導滯藥物來幫助恢復消化機能，如果血小板降低，可以加大仙鶴草的用量，幫助血球恢復，也可以有理血止血的效果。

如果直接以中藥治療白血病，一般強調以攻補兼施為主，補的是氣陰虧虛、血虛；攻的是解毒抗癌、活血涼血化瘀，但是正如前面西藥的發展所提及的砒霜和雄黃，中藥具有抗癌能力的清熱解毒藥，如山慈菇、山豆根、黃藥子、半枝蓮、青黛、喜樹鹼等，多具有一定毒性，使用上必須由醫師配伍其他藥物使用，千萬不可自行服用，以免釀生副作用而達不到治療的效果。

反覆感染、體溫異常常會造成耗津傷陰，而補陰最主要是補胃及肝腎之陰，常用的中藥有玄參、地黃、枸杞子、山萸肉、何首烏、天冬、麥冬、女貞子、鱉甲、龜甲、旱蓮草、桑椹子等。補養類的藥物多可以搭配藥膳使用，發揮藥食同源更好的效果。

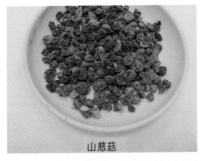
山慈菇

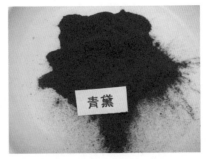
青黛

山慈菇和青黛均具有抗癌活性，但必須由合格中醫師診斷處方，切勿自行服用

白血病的食療與保健

▋血球低下時所有食物都要煮熟，避免生食

　　除了 M3 的急性髓性白血病用維甲酸（ATRA）和慢性髓性白血病用基利克（Glivec）治療以外，化學治療是白血病治療的重點，而一般化療後的副作用相當明顯，包括掉髮、嘔吐、口腔炎以及持續性的血球低下，會造成患者心理上極大的壓力。因此，在化療時體質的調養相對重要，有些患者或是血液科醫師會擔心化療期間使用中藥是

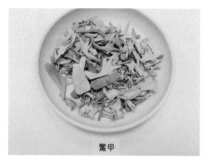
鱉甲

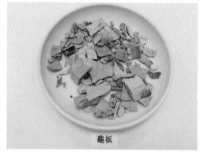
龜板

龜板與鱉甲均具有滋陰清熱效果，臨床應用於腫瘤熱、陰虛發熱，鱉甲另具有軟堅活血的抗癌效果

否會造成化療療效減弱，其實是多慮了，標準化療時的中醫輔助治療只會根據腸胃功能去調整體質，不會去使用一些苦寒清熱解毒的抗癌藥，目的只是希望保護腸胃道黏膜，減少患者不適，和西醫在化療時會開一些胃腸藥是類似的。而且所使用的藥物許多都是屬於食品，例如山藥、大棗、神麴、山楂、薑黃、薏苡仁等所謂屬於食品的藥物，即《神農本草經》上所載的「上品」藥物，是可以常服用而無毒害的，因此，在藥食同源的基礎上，化療期間可以多吃一些補氣及幫助腸胃消化功能的食物，例如黑木耳、胡蘿蔔、鮮魚湯、牛奶、豆漿、洋蔥、

鱔魚、鰻魚等，有助於血球的恢復，唯一要注意的是血球低下時，要注意不可以生食，所有的東西都要煮熟，水果也最好削皮，如果使用中藥煎劑在重新加熱時不可只回溫，必須重新加熱到沸騰殺菌才可。

黑糖薑茶可緩解嘔吐

嘔吐症狀明顯時，食物必須清淡富營養，方便消化吸收，調味時可以多加蔥、生薑等，尤其是生薑在中醫有降逆止嘔的作用，搭配可安中止腹痛的黑糖，可煮成黑糖薑茶小口頻頻服用，以減輕噁心的感覺，坊間有些止嘔的偏方，如白菜汁、白蘿蔔汁、藕汁等，由於必須生吃才有降氣止嘔的效果，所以並不適合在化療血球低下時服用。

化療所造成的口腔炎症狀有時也會相當嚴重，甚至咽喉佈滿白色念珠菌感染，因為與免疫功能低下有關，不是像放射治療是由火毒引起，這時要注意選用補氣益氣。又有助黏膜修復的食物，如黑木耳、白木耳、西洋蔘、牛奶、豆漿等，另外，需要補充充足的睡眠，良好的睡眠是組織修復的時間，緊張不易入眠的人，可以多吃富含色胺酸的豆漿、海藻，也可沖泡玫瑰花茶、洋甘菊、薰衣草茶，都有不錯的效果，或者尋求中醫辨證治療。

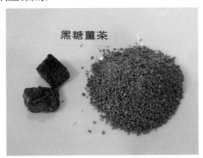

黑糖薑茶可以簡單使用黑糖薑塊或即溶式沖泡粉，剛打完化療可以頻頻服用，減輕噁心的感覺

❤➕ **預防教室**

▌ 別疏忽疲倦帶來的身體傷害

　　白血病在中醫的表現會偏於虛勞，因為血球不正常的臨床表現常為疲倦、容易感染、貧血，容易出血，要如何預防保健就和避免疲勞很有關係，只是無奈的現代人常覺得有忙不完的工作，「我很疲勞」「今天累斃了」變成了一句口頭禪，但除非生病了，否則很少人會認真去看待這一件事：疲勞、免疫失衡是疾病的根源。

　　要「養氣」、「補氣」，還是要有一些技巧。首先，保持正常的作息是最基本的，無論有多忙，都要留給自己該有的放空時間，讓情緒壓力不至於淹沒自己。其次，要適度運動，不運動當然不對，但是過量的運動也是耗氣的元凶。我常跟病友說：運動應該以自己的氣為範圍，我們不是運動選手，所以運動不是為了破紀錄，應該累了就休息，不要做過度的運動；最後可以多攝取一些補氣的食物或中藥，如西洋蔘、黃耆、魚湯、胡蘿蔔等，但是要記得多喝水才不會上火。

　　白血病其他的成因，包括放射線暴露和有機溶劑，如苯的接觸，以及一些藥物的影響。適當的放射線檢查，如 X 光、電腦斷層、血管攝影、心導管等是必須要被注意的。一般來說，保持在同一家醫院就診比較可以避免被重複檢查，或者應該說自己也不要有到處檢查的不正確觀念，尤其是常常重複有放射線的檢查，對自己是不利的；苯是一種有機溶劑，被廣泛用在塑料、樹脂黏合劑、尼龍、農藥等，有些常喝飲料也含苯鹽的防腐劑，該如何避免，除了工廠作業人員必須小心暴露以外，一般人應該要避免農藥、少喝合成飲料、多喝白開水、多運動流汗，如此，才是健康的王道。

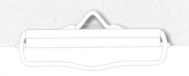

胰臟癌

胰臟癌的預防

1. 為了早期發現，定期檢查是最重要的一件事。在胰臟癌如早期，還能進行手術的階段時發現，預後與存活期都會提高。

2. 定期接受超音波檢查，篩檢血清中腫瘤標記CA19-9濃度，但是注意CA19-9指數並不具有特異性，因為在其他腸道腫瘤也會出現血液中CA19-9升高的現象。

3. 簡單來說，抽血和超音波是最簡單的檢查工具，但可能會有誤差，出現偽陰性，比較能確認胰臟有腫瘤的檢查還是電腦斷層掃描

4. 為了減少食源性致癌物攝入、加重胰腺負擔，避免胰臟癌找上門，應該避免以煎、炸、爆炒等方式烹調的食物。

5. 戒菸、控制糖尿病可以改善人體的免疫功能，增加細胞突變的清除能力，對所有癌症其實都有預防的效果。

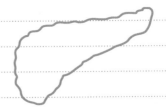

💙 診間對話

深藏不露的沉默殺手

　　由於胰臟深居腹腔後面，容易造成平常檢查的死角，使胰臟惡性腫瘤常常在發現時，已處末期，錯過手術切除的黃金時期。由於過去的化療療效限制，也讓胰臟癌的治療雪上加霜，所以我們看見許多名人，如蘋果的創辦者賈伯斯、世界三大男高音之一的帕華洛帝、還有台灣著名的音樂人梁弘志，也都難逃胰臟癌的毒手，令人不勝唏噓。

　　桃子(化名)阿嬤七十幾歲了，年輕時做的粗活不少，所以體力還不錯，就是有點駝背腰痛，她是一個標準的傳統婦人，晚睡、早起、載孫子上下學、操持家務，煮飯菜兼家裡的廚餘桶，尤其最後這件事是很多家庭主婦的通病，只要是家裡人吃不完的，勤儉的家庭主婦總好像有義務該把它吞進肚子裡，問題是桃子阿嬤有十幾年的糖尿病史，血糖一直控制不佳，這樣的行為使她的糖化血色素數字持續升高，新陳代謝科的醫師也恐嚇她該打胰島素控制血糖，就在家屬打算帶她來看中醫調整血糖控制的時候，桃子阿嬤卻鬧肚子痛到急診室報到，原本以為是以前就知道的膽結石發作了，結果急診的檢查卻發現腹痛的來源是胰臟的體部和尾部有「長東西」造成，CA19-9的指數很高，進一步確診為胰臟癌兼脾臟轉移，依照一般分期的預後可能不會超過五個月，血液腫瘤科醫師決定嘗試化療加上TS-1愛斯萬的療程，家屬隱瞞了轉移部份的病情，把她帶來門診說要幫她調身體兼控制血糖。

第一次看到她時已經做了第一次的化療，疲倦嘔吐失眠腹痛讓她一進診間就喋喋不休的抱怨，直嚷著不肯再打針了。看完檢查報告和中醫四診之後，我特別稱讚她體力和脈體的感覺不輸給同年紀的人，應該是以前年輕工作有練過，她疑惑地點點頭，人看起來也安靜了點。除了開藥調整身體腸胃功能和抗病能力外，也特別請她明白兩件事：

1. 打針沒有輕鬆的，如果換我去打化療針，一定比妳更不舒服。
2. 西醫目前做的治療對妳來說可能有用，所以中醫會負責把妳的腸胃調好，如果接著打針還是不舒服，到時候再考慮「落跑」或是單純吃口服藥就好。

就這樣把桃子阿嬤半哄半騙的送進入了第二次的療程治療，很特別的是，再回中醫門診時看到她心情顯然快樂許多，因為第二次的治療只有一點噁心感，肚子也比較不痛了，幾乎在不換藥的狀況下繼續開了一樣的藥物給她，阿嬤也不囉嗦的自己就走出了診間，留下我跟

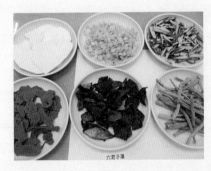

合併化療嘔吐及消化功能障礙常用的中藥基本方劑－六君子湯

家屬，家屬其實有點訝異中藥療效的迅速，我卻笑笑說其實有效的原因除了中醫的辨證論治，和對西藥健擇與愛斯萬副作用的預測之外，還有其他：

1. 桃子阿嬤本身的身體真的不差，差的是對抗疾病的信心，在療程中最讓病友沮喪的就是腸胃問題，如果腸胃問題改善了，自信心自然增加。

2. 對病情的了解，這通常是家屬覺得困擾的課題，雖然沒有完全告訴桃子阿嬤真正的病情，但適當的讓她知道療程的進度和該如何應對也是很重要的。

其實老人家看過的世面，和內心的堅強常常會超乎我們的預期。

現在桃子阿嬤是一個成功且難得的胰臟癌抗癌者，她勇敢地完成了療程，目前持續口服愛斯萬中，腫瘤指數也下降到正常值，追蹤的電腦斷層也發現腫瘤消失得很漂亮。雖然沒有人知道未來會如何演變，但目前的她回診時充滿了宏亮的嗓音和快樂的笑容，在診間絮絮叨叨念著的不是療程的不適，而是哪個孫子不乖，哪個孫子又挑食……。

胰臟癌的確不好治療，但所有治療最關鍵的還是中醫所謂的「後天之本－脾胃」的消化功能，以及保持一個正向快樂的心，也謹以桃子阿嬤的案例，獻給所有正在對抗胰臟癌的鬥士們！

胰臟長腫瘤一定是惡性的嗎？

有研究顯示，胰臟腫瘤大部分是屬於惡性的，雖然報告顯示，沒有症狀的胰臟腫瘤患者相較於有症狀的患者，無疾病存活期延長將近 3 倍以上，但是 90% 以上發現胰臟腫瘤的患者，屬於早期惡性或是晚期胰臟癌。

我們通常將發生在胰臟的各種惡性腫瘤統稱為胰臟癌，實際上，大部分的胰臟癌是來自胰管上皮細胞的腺癌，70% 的胰臟癌發生在胰臟頭部，30% 發生在體部和尾部。胰臟癌是一種惡化速度快，並且具有高度侵犯的癌症，位於胰臟的癌細胞可以直接侵犯周圍的組織器官，例如：胃、小腸、十二指腸、膽管、脾臟、大腸等，或是經由血管或淋巴轉移到肝臟、肺部、骨骼甚至腦部。

因為胰臟位於腹腔深處，即使發生病變也不容易察覺，而且開始都沒有太多徵狀，病患也不會感到不適，因此，發現時往往都已是癌症末期。

至於良性的胰臟腫瘤，包括胰島素分泌腺瘤或是胰臟炎之後形成的偽囊腫水泡。胰島素分泌腺瘤因為過多胰島素，所以患者常會有突發性低血糖頭暈甚至暈厥的可能；而偽囊腫水泡則是因為胰臟炎腺體發炎壞死之後形成，常與高三酸甘油酯血症或酗酒史有關。

▋ 胰臟癌和飲食

由於近年來飲食習慣受到西方影響，許多人養成高脂肪飲食，造成體重過重，成為胰臟癌的高危險群之一；根據流行病學的探討，偏

愛吃肉，尤其是脂肪含量高的肉類、喜愛加工或醃製食物者，罹患胰臟癌的機率比一般人高；反之，常吃蔬菜水果者，罹患胰臟癌的機率較低。

此外，有醫學研究指出，喝酒會提高胰臟癌的罹患率，酒精的毒害是多器官性的，酗酒者不單單是患肝癌的高危險群，也與胰臟癌脫離不了關係。因為酒精中毒導致胰臟發炎、肝硬化的患者，引發胰臟癌的危險性也提高了四成，尤其是酒精性肝硬化患者罹患胰臟癌的機率更是明顯升高。

許多統計數字顯示出，年紀越大、越文明的國家、越崇尚精緻美食的地區，胰臟癌的病例就越多。也就是說高脂肪、高油、高糖以及酒類、醃製類食品，都是容易引發胰臟癌的飲食，因此，醫師建議養成均衡攝取五大類食物的良好飲食習慣，少吃精緻食物。

吸菸與胰臟癌

香菸本身就是一種強烈的致癌物質，可能會促使身體的組織及器官產生癌變。依照統計資料，長期大量吸菸確實已經證實為胰臟癌的危險因子，大量吸菸尤其一天兩包以上者，罹患胰臟癌的機率約為不吸菸者的 2~3 倍，戒菸者罹患胰臟癌的風險會較吸菸者降低。此外，在許多造成胰臟癌及壺腹周圍癌症的危險因子中，最常見的是抽菸。

香菸經燃燒後，會產生四大類有害成分，如尼古丁、焦油、一氧化氮與其他化學成分。在美國胰臟癌佔所有癌症死亡率的 5%，而且持續升高中，每年新診斷約 31000 人，抽菸者約為不抽的兩倍，研究也顯示 20% 的胰臟癌與抽菸有關。

糖尿病與胰臟癌的關係是什麼？

有研究指出，長期患有糖尿病的患者罹患胰臟癌的機會比一般人高出 50% 以上，而且胰臟癌往往會導致糖尿病的發生。在臨床上經常發現胰臟癌與糖尿病同時出現在患者身上，約有 5% 的胰臟癌患者在發現罹患胰臟癌之前的前兩年會出現糖尿病的現象，有 40% 的胰臟癌患者併發糖尿病。究竟是糖尿病為胰臟癌的先兆，或是胰臟癌本身就是糖尿病的症狀之一，目前不得而知，但是若有突發糖尿病或是長期患有糖尿病的患者，就應提高警覺，審慎觀察是否有存在胰臟腫瘤的可能性。審慎觀察是否有存在胰臟腫瘤的可能性。

💚 中西醫整合治療

西醫的早期發現手術治療是關鍵

確診胰臟癌後，會面臨什麼樣的西醫治療一般有下列幾種：

● **手術切除手術治療：**如果可行，切除是比較好的治療方式，手術方式可以分成兩種，

第一類是胰臟頭部腫瘤。所要接受的手術治療稱為胰頭十二指腸切除，以及重建手術，又叫做「惠普式手術」（Whipple operation），

第二類是位在胰體部或尾部的腫瘤，所要接受的手術叫做胰尾

切除手術(Distal pancreatectomy)

- **放射治療：**以放射線照射的方式殺死腫瘤細胞，包括附近受感染的淋巴結。

- **化學藥物治療：**化學藥物以注射或口服的方式進行治療。

- **標靶治療：**實驗證明使用標靶藥物可提高存活期，也比較沒有傳統化療副作用，但是由於所費不貲，在臨床上仍需審慎評估。

- **術前輔助性治療：**手術前的輔助性治療，主要是以化療或合併放療為主，目的是縮小腫瘤，提高手術的品質。

- **術後輔助性治療：**接受胰臟癌切除手術後的病患，可能都有微觀的轉移，因此，在手術後四到八週，應開始進行術後輔助性治療，主要以單獨輔助性化療或是合併化療放療為主。

- **生物療法：**也許是未來許多癌症的治療方向，特別是化療或傳統標靶治療不佳的患者，不過目前尚未完全成熟，台灣也還沒有正式開放，DC-CIK生物細胞免疫療法治療癌症，是通過激活以及加強人體自身免疫力達到目的，通過DC-CIK免疫細胞群來對體內的癌細胞進行殺傷清理，經過多次治療之後，可能可以控制癌細胞含量，從而達到延長患者壽命的目的，也提高患者生活品質，這和中醫所謂「邪之所湊，其氣必虛」是有相通性的。

- **姑息性療法：**又稱症狀緩和治療法，雖然稱作姑息，但並非無用，因為無法手術的患者，仍必須確保飲食的營養支持和避免感染，來進行非手術的治療，如化療或標靶，原因在胰臟癌常發生的腸道阻塞和黃疸常會影響患者體力。事實上，有80％左右的胰臟癌是無法以外科手術切除的，此時，可視症狀進行緩解手術，主要用意是在於減輕身體不適的症狀。比如說，膽管或者十二指腸被胰臟裡面的

腫瘤塞住了，就需要進行所謂的「膽道繞道手術」，以避免阻塞的情況發生。要是患者出現持續不退的阻塞性黃疸，則可在內視鏡導引之下放置支架，讓總膽管保持通暢，同時方便引流膽汁，使黃疸消退。

由於胰臟癌不容易在早期發現，發生在胰臟頭部的腫瘤，只有約20%的病患可以施行完全切除手術，而發生在胰臟體部及尾部的胰臟癌，除非早期因為其他檢查順便發現，否則通常90%以上都已經無法切除，因此，大多數的手術都是利用來減輕癌症的症狀，改善生活品質，確保非手術治療能順利進行。

以中醫補氣調整腸胃功能為主，抗癌中藥為輔

中醫對胰臟癌的處理首重消化脾胃功能的確保，對中醫而言，脾胃之氣是後天免疫的根本，簡單而言，如果放任消化功能損壞，體重迅速減少，一個虛弱的身體當然是沒有抗病能力的；其次，是合併西醫化放療時期調養，著重在防止血球的下降，口腔及腸道黏膜的保護，還有睡眠的調整；最後是中醫抗癌藥物的運用，這部分牽涉患者正氣的盛衰，所用的藥物也不同，必須由專業中醫師根據診斷小心處方，萬不可道聽塗說，胡亂用藥。

對於胰臟癌患者，評估療效的方式多以疼痛緩解的程度、生存品質、生存期的長短等現況做為評估條件。一般治療療效評估方式，顯然對於藥物治療敏感的腫瘤，例如淋巴瘤、睪丸腫瘤、急性白血病等，治療療效可以達到完全緩解的標準，病人可以完全恢復正常；但是對

於其他藥物治療不敏感的腫瘤，甚至是處於晚期的病患，以理論上的康復或不康復來評估療效，有時候反而會造成病患及家屬的壓力。

因此，在評估胰臟癌療效時，除了腫瘤大小的變化之外，更應該考慮到病患的生存品質，尤其是有一些晚期病人，透過綜合治療，即使腫瘤還存在，但是生存期卻提高了，這也算是治療療效提升的一種結果。

近年來，已漸漸傾向於對於病患的總生存期、平均生存期、中位生存期、無進展生存期、無復發生存期，以及生活品質的評價作為腫瘤治療療效評估的條件。

而中醫搭配的支持療法，正是傾向以維持患者腸胃消化功能，改善患者的癌因性疲憊，再去搭配一些經實驗證實對腫瘤有抑制效果的中藥，讓患者可以得到比較好的生活品質，對消化功能差的患者，中醫可以加強脾胃消導方劑的使用，如四君子湯系列；容易嘔吐者，可以選擇降逆止嘔藥物，如橘皮竹茹湯系列；對於胰臟消化功能受損的狀況，中醫也可以應用神麴、麥芽、雞內金等含有消化酵素的藥物來處理；如果化療產生癌因性疲憊，可以搭配補氣陰的藥物，如黃耆、山藥、西洋蔘、玉竹等。

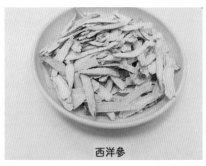

西洋蔘

西洋蔘補氣而不燥，最適合癌因性疲憊氣虛的患者，臨床以選用美國和加拿大產粉光蔘為佳

▍中醫心理輔導

有些疼痛是因為心理壓力與心情低落造成的，例如日常飲食、睡眠、生活功能變化與人際關係互動等。透過家人、醫護人員的關心，

使胰臟癌病患的心情得以抒發與依賴，對於疼痛的緩解也有幫助。特別是中醫常常扮演類似家庭醫師的角色，對家庭成員及個別的個性較為了解，也更能於門診中掌握病友最近的情緒及家庭的支持度。

▍中醫癌痛處理

中醫對癌痛的看法分為兩種病因病機：實與虛。

實症為不通則痛，由於正邪交爭，使氣機升降失常，氣滯血瘀、瘀阻脈絡，腫塊結聚。治療時，著重理氣活血消癥。

虛症多出現在癌病晚期，由於不榮則痛，是因為邪傷正氣，氣血虛弱，無法榮養臟腑經絡導致。此時著重補養氣血、溫陽為主。另外，也可以搭配針刺或溫灸的處理。

胰臟癌的疼痛可以因為胰臟本身導致後腹腔疼痛或是腰痠，也可以因為壓迫總膽管造成右上腹悶不適，或是腹腔轉移及沾黏造成肚臍周圍的疼痛，大致上均呈現虛實夾雜的狀態，需要臨證才能仔細判別，給予適當的治療。

胰臟癌的食療與保健

▍避免高脂肪、高糖食物，養成規律飲食習慣

關於癌症病患的飲食，時常聽見坊間有許多論調，堅持不能吃某一類食物，或是應該多吃哪一類食物。但就醫學論點上來說，癌症病患的飲食應該要視病患的身體狀況與病情決定。

對於胰臟癌患者來說，任何因素都會影響疾病的治療，患者的飲食也

包括在內。要是太禁忌食物營養的攝取，反而容易造成營養不良，這對抗癌能力是絕對有負面影響的，因此為了提高免疫力，保障治療的效果，胰臟癌患者應注意以下：

● **禁止油膩及高脂肪的食物**：以胰臟癌患者來說，飲食最重要的就是「禁油」，否則會造成腹瀉、油便的症狀。胰腺是分泌消化酶的主要器官之一，特別是脂肪酶，主要靠胰腺來分泌。因此胰腺一旦發生病變，首先就會嚴重影響到脂肪的消化與吸收。胰臟癌病患分泌消化酵素的功能減退或是失去，因此如果攝取油脂類食物，可能會造成消化道不適的症狀。此外，患者必須避免暴飲、暴食、酗酒和高脂肪的飲食。

● **養成良好的飲食習慣**：為了維護胰臟功能，避免胰腺過分的分泌胰液，造成胰臟負擔，胰臟癌患者應該養成規律的飲食習慣，一日三至五餐，不任意吃難消化的零食，使胰腺為了消化食物而不停地分泌消化液。

● **選擇有營養的食物**：對於胰臟癌患者來說，體重不斷地下降是個很嚴重的問題，根據研究顯示，攝取足夠的營養，可以幫助患者有體力去應付治療過程中所產生的各種副作用，而且飲食健康的患者在病程中也會覺得比較舒服。對於晚期胰臟癌的營養計畫，醫師建議攝取足夠的熱量和蛋白質，採取少量多餐的進食方式。挑選的食材要注重富含營養、易消化、少刺激性、低脂肪，並且可以攝取高蛋白，例如如瘦肉、雞蛋和魚，並且多採用煮、燉、熬、蒸的方式烹調，避免油煎、炸、爆炒，防止因食物油脂過多而使胰腺過度的分泌。

▌良好的腸胃功能是治療的決勝因素

　　癌症患者如果在半年內體重下降超過5％以上，治癒率也會隨之降低。因此，醫護人員及家屬應多加關心癌症患者食慾不佳的原因，鼓勵患者進食。

　　另外，某些藥物可以刺激食慾，例如麥格斯口服懸液劑（Megestrol Acetate），針對後天免疫缺乏症候群患者的厭食症，及惡病體質、及癌症患者之惡病體質或引起的體重明顯減輕症狀加以改善，一般用藥約七到十天，因此，無須擔心長期用藥的副作用或是成癮性。

　　胰臟癌病患的飲食，應避免辛辣刺激及高脂肪的食物，主要以營養、清淡、容易消化為主，並且注意色、香、味兼顧，增加胰臟癌患者的食慾。此外，體質虛弱難以進食的患者，也可以適當的中藥加以調理，運用中醫多面向的調理方式，中醫對腸胃消化的調理一向有不錯的效果，搭配一些疏肝利膽以及有抗癌活性的藥物，讓患者得到更好的生活品質，也能增強抗癌的決心和信心。治療期，如果出現嘔吐症狀，一樣可以搭配黑糖薑茶飲用，生薑在中醫有降逆止嘔的作用，搭配可以安中止腹痛的黑糖煮成茶小口頻頻服用，可減輕噁心的感覺。

　　很多人在治療期間容易緊張恐慌，可以沖泡洋甘菊、薰衣草茶，

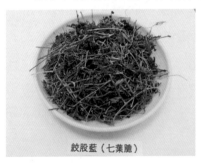

絞股藍（七葉膽）

絞股藍可以保護黏膜，生津止渴、修護肝臟等作用

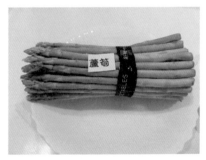

蘆筍具有良好的養胃及清熱作用

都有不錯的安定效果，或者使用佛手柑的精油芳療。如果有膽道壓迫造成黃疸現象的人，可以泡粉光蔘絞股藍茶，口乾舌燥時可以改為蘆筍絞股藍茶。

💙 **預防教室**

▌胰臟癌的形成具有多因素，預防也要各點突破

煎、炸、熱炒都不能吃嗎？

根據臨床上的統計發現，許多胰臟癌患者的飲食習慣偏愛高油脂、高油膩的食物。

以烹調方式來說，蛋白質若以攝氏二百度以上的高溫烹調，就會將食物中所含的氨基酸轉變為致癌物，而且煎、炸、爆炒或烤的時間越久，就會有越多的致癌物產生，提高胃、胰臟及大腸直腸等腸胃道癌症的罹患率。

以食物種類來說，胰腺癌患者要避免油膩和高動物脂肪的食物。含有過多油脂、過於油膩的食物，會導致胰臟腫瘤細胞嚴重化分裂，並且造成胰臟過度分泌胰液。因此，為了減少食源性致癌物的攝入、加重胰腺的負擔，要避免胰臟癌找上門，應該要盡量避免以煎、炸、爆炒等方式烹調的食物。

▌肥胖、抽菸、醃製物是誘發胰臟癌的原因嗎？

● **肥胖**：有許多醫學研究及臨床統計顯示，肥胖與胰臟癌有相關。其中，美國國家癌症中心研究，身體質量指數（BMI）大於30的人，

罹患胰臟癌的機率比BMI小於23者增加了70％以上。而對女性來說，身體的肥胖細胞會分泌動情激素，也就是女性荷爾蒙，更有研究顯示，動情激素與乳癌、子宮頸癌有密切關係；同時，脂肪組織也會影響胰島素的代謝，造成糖分無法正常提供細胞能量，導致代謝過程改變，胰臟功能受損，埋下胰臟癌的病因，因此比常人高出2.5倍左右。所以最好養成定時且規律的運動習慣，並隨時注意保持標準體重。

● **抽菸：** 菸草中的尼古丁會影響胰腺分泌，吸菸會促使致癌物質特異性N亞硝酸鹽進入膽管，因而導致胰管上皮發生癌變。據統計，吸菸者患胰臟癌的機率是非吸菸者的兩倍以上。超過60歲以上的癮君子如果出現突發性的糖尿病症狀，就應該盡速就醫檢查是否患胰臟癌。

● **醃製品：** 醃製食品和發酵品，在製造過程中，可能會產生致癌物亞硝酸銨，醃製類食品中的硝酸鹽和亞硝酸鹽，還會與肉中的二級胺合成亞硝酸胺，導致腸胃道癌。也有日本的醫學研究發現，攝取大量的加工肉類、豬肉、和紅肉與胰腺癌危險有著明顯的關係。此外，利用煙燻方式製作的食物，在過程中燃燒甘蔗、稻穀等來增加食物的風味，但同時也會產生含有多環芳香碳氫化合物(PAH)的致癌物，及芳香胺類的致癌物，長期食用會有導致癌症的危險。

▌暴飲暴食也會罹患胰臟癌嗎？

有許多現代人有暴飲暴食的問題，除了生理上的原因，也有心理上的原因，尤其是現代人壓力過大，囤積壓力之後很容易就暴飲暴食。

進食之後，人體的胃腸道和消化器官就會進行食物的消化，在不同的消

化液輔助之下，各種營養才能被小腸吸收，而暴飲暴食會打亂胃腸道對食物消化吸收的正常規律性，同時也增加了消化系統的負擔，當然其中也包括了胰臟。當胰臟負荷過重，除了會引發胰臟炎，嚴重者還會有胰臟癌的風險。

因此，與其說暴飲暴食會增加罹癌的風險，我們更應該注意不要帶給細胞壓力，尤其是長期壓力的累積，在日常生活中，除了養成規律的三餐飲食之外，也要記得保持心理上的平衡，不要囤積過多壓力。

甜食會增高胰臟癌的風險嗎？

日常生活飲食中，充滿許多含糖過量的食品，醫學經驗告訴我們，糖可能是引發胰臟癌的重要因素之一，當日常飲食充滿含糖量過高的食物，各種休閒食品均以甜味為主，例如餅乾、蛋糕、糖果等，食用之後會造成體內血糖升高。這些造成血糖升高的食物，除了加重胰臟的負擔，也會抑制人體細胞吞噬致病菌和癌細胞的能力，而且過高的血糖，會使胰臟功能受損之外，也會促進癌細胞的生長和轉移。

定期追蹤、調和情緒

臨床上，雖然大部分的胰臟癌患者，在經過調查後並沒有直接跟家族史有關的發病原因，但如果身邊有親友罹患胰臟癌，本身也應該會對於胰臟癌提高警覺，定期做篩檢。畢竟對所有的癌症預防治療來說，都是早期發現早期治療的效果最佳，所以忙碌的現代人在為家庭衝刺工作的同時，偶爾也應停下腳步，針對自己的一些症狀進行審視與檢查，也要注意調和自己的情緒，不要讓身體細胞長期處於壓力的狀態下，才是癌症預防保健的不二法門！

國家圖書館出版品預行編目資料

郭世芳癌症治療全記錄 / 郭世芳著. -- 二版. -- 臺中市 : 晨星，
2018.03
　　面; 公分，（健康與飲食；53）

　　ISBN 978-986-443-406-0（平裝）

　　1.癌症　2.中醫治療學

413.37　　　　　　　　　　　　　　　　　　　　107000428

健康與飲食 53

腫瘤中醫調理名醫郭世芳
癌症治療全記錄（增訂版）

作者	郭世芳
主編	莊雅琦
編輯	何錦雲、陳珉萱
網路編輯	吳孟青
封面設計	王志峯
美術排版	曾麗香

創辦人	陳銘民
發行所	晨星出版有限公司
	台中市西屯區工業30路1號1樓
	TEL：(04)2359-5820　FAX：(04)2355-0581
	行政院新聞局局版台業字第2500號
法律顧問	陳思成律師
初版	西元2012年2月1日
二版	西元2018年3月1日

總經銷	知己圖書股份有限公司
	106台北市大安區辛亥路一段30號9樓
	TEL：02-23672044／23672047　FAX：02-23635741
	407台中市西屯區工業30路1號1樓
	TEL：04-23595819　FAX：04-23595493
	E-mail：service@morningstar.com.tw
	網路書店 http://www.morningstar.com.tw
讀者專線	04-23595819＃230
郵政劃撥	15060393（知己圖書股份有限公司）
印刷	上好印刷股份有限公司

定價299元
ISBN 978-986-443-406-0

Published by Morning Star Publishing Inc.
Printed in Taiwan

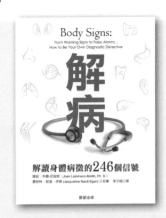
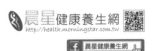